한의사들이
읽어주는
한의학

한의사들이

읽어주는

한 의 학

장영희·한석배·한진수·김효태·최원근·이병주·남지영·권기창·김제명·허지영 지음 **맑은샘**

제1부

경희대학교 한의학 박사 수료

대한형상의학회 회원

척추신경추나의학회 회원

코골이수면무호흡비수술치료학회 회원

경희미르한의원 옥수점 대표 원장

장영희 원장

소아 체질
판단의 중요성

한의학(韓醫學) 의서(醫書)를 보면 '소아의 병은 치료하기 어렵다.'고 나와 있습니다. 또한, 동의보감(東醫寶鑑)에는 다음과 같이 표현되어 있습니다.

옛말에 이르기를 "10명의 남자를 치료하는 것이 1명의 부인을 치료하기 보다 쉽고, 10명의 부인을 치료하는 것이 1명의 소아를 치료하기보다 쉽다"고 했다. 소아는 증상을 묻기 어렵고 맥을 살피기도 어려워 치료하기 더욱 어렵기 때문이다.

이처럼 소아의 병은 병리(病理)를 판단하기가 쉽지 않기 때문에, 평소 아이의 생활 습관이나 먹는 음식, 그리고 체형을 통해 생리(生理) 및 체질(體質)을 파악해 놓는 것이 중요합니다. 가령, 가끔 한의원에 감기 증세로 내원하는 소아 환자들이 있습니다. '몸에 열이 나요.', '평소보다 땀이 많이 흐르고, 온몸이 아파요.', '목이 붓고 아파요.' 등의 증상을 언급하며 병원에서 해열제를 처방받고 복용해도 열이 떨어지지 않는다고 호소를 하십니다. 실제 감기로 위와 같은 증상이 나타나기도 하지만, 먹는 것을 좋아하는 체질인 소아의 경우 체하거나 밤에 과식한 것으로 인해 위(胃)에 식적(食積)이 있는 경우 위와 같은 증상이 나타나기도 합니다. 동의보감에 이러한 내용이 다음과 같이 나와 있습니다.

식상으로 적(積)이 생겨도 발열·두통이 있어 그 증상이 상한(傷寒)과 유사하다.

위에서 언급하는 '상한'이란 감기를 일컫는 용어입니다. 이런 경우 해열제보다는 체한 것을 풀어 주고 속을 편안하게 해 주면 불편한 증상들이 호전됩니다. 이처럼 소아의 경우 체질을 판단하고 평소의 생리를 알고 있으면, 단순히 증상만 보고 진단하여 실수하는 것을 피할 수 있습니다.

그럼 소아의 체질 판단은 어떻게 할까요? 한의학에서는 모든 사람은 각각의 체질에 맞는 성정이나 행동들이 있다고 보고 있습니다. 반대로 귀납적으로 볼 때, 평소 아이들의 생활 습관과 먹는 음식, 성격 등을 잘 관찰하면 체질이 대략 어떤지 판단할 수도 있습니다. 가령, 열이 많은 소아의 경우 음료를 마시는 것보다 씹어서 먹는 것, 특히 고기류 등의 음식을 좋아합니다. 이런 체질의 아이들은 어디를 가도 가만히 앉아 있기보다는 뛰어다니는 것을 좋아하며, 목소리도 우렁차고 기운도 좋습니다. 반면, 몸이 차가운 소아의 경우는 씹어서 먹는 것보다는 음료수를 마시는 것을 좋아하며, 밖에서 뛰어노는 것보다 가만히 앉아 책을 보거나 텔레비전 보는 것을 좋아하며 목소리도 작고 아침에 일어나는 것을 힘들어합니다. 이런 소아는 먹는 것을 그리 좋아하지 않기 때문에 억지로 음식을 먹이면 탈이 나는 경우가 많으니 조심해야 합니다. 열이 많은 소아의 경우 감기에 걸리면 주로 고열 증상이 있고, 편도도 큰 편입니다. 몸이 차가운 소아의 경우 감기에 걸려도 고열이 나는 경우는 드물며 주로 맑을 콧물이 나거나 코가 막히는 경우가 많습니다.

귀납적으로 소아들의 평소 행동, 성정 등을 살펴서 대략적인 체질을 판단할 수 있지만, 소아의 체형이나 얼굴 생김새·진맥 등을 통하여 종합적인 판단으로 정확한 체질을 파악할 수 있습니다. 한의원에 내원하여 상담 및 진찰을 통해 평소 내 아이의 체질을 잘 파악해 놓으면, 소아가 아픈 경우 잘못된 판단으로 인한 불필요한 치료를 받는 것을 막을 수 있으며, 평소에는 체질에 맞는 방향으로 건강하게 키울 수 있을 것입니다.

교정 치료를 위한
여러 방법

교정 치료(또는 추나요법)란 인체의 비정상적으로 틀어지거나 굳어진 뼈와 근육을 바로 잡거나 풀어 주어, 통증을 완화시켜 주고 관절의 움직이는 범위를 회복시킴으로써 척추와 주변 조직의 기능을 원활하도록 도와주는 한의학의 전통적인 치료 방법입니다. 이러한 치료를 위해 한의사(韓醫師)들은 다음과 같은 다양한 방법을 상황에 맞게 복합적으로 시행합니다.

(1) 호침 또는 도침(정침) 요법

뼈를 제외한 근육이나 인대·힘줄·관절낭과 같은 연부조직의 유착이 심한 경우, 틀어진 뼈를 조금만 움직여도 심하게 통증을 호소합니다. 또한, 틀어진 뼈를 바로 잡아도 계속 유지되지 않고 바로 틀어진 상태로 돌아가게 됩니다. 따라서 틀어진 체형을 바로 잡기 위해서는 유착이 심하여 고착화되어 있는 연부조직들을 호침이나 도침으로 직접 자극하여, 엉켜 있고 들러붙어 있는 조직들이 정상적으로 움직일 수 있도록 만들어 주는 과정이 필요합니다.

(2) 봉침 또는 약침 요법

틀어진 부위의 염증으로 통증이 있어 교정이 힘든 경우, 틀어진 부위를 바로 잡았으나 통증의 남아 있어 마무리가 안 되는 경우에는 봉침 또는 약침을 사용하여 해당 부위의 염증 상태를 치료합니다. 봉침 또는 약침이란 한약 추출물을 통증 부위나 일정 경혈에 주입하는 방법을 말합니다. 봉침은 벌의 독을 추출하여 희석 및 정제한 것으로, 항균·항염증·진통 효과가 뛰어납니다. 그래서 교정 치료 시, 디스크 및 척추 질환이나 관절염 등에 사용됩니다. 약침은 순수 한약재에서 엑기스를 추출한 것으로, 사용 목적에 따라 다양한 종류가 있습니다. 저희 경희미르한의원에서는 통증을 줄여 주고, 어혈을 풀어 주며, 인대를 강화해 주는 데 탁월한 약침을 선택하여 사용하고 있습니다.

(3) 매선 요법

어떤 근육이냐에 따라 주로 수축되는 경향의 근육이 있고, 주로 이완되는 경향의 근육이 있습니다. 특히 이완되는 근육의 경우 강화해 주는 방법이 필요한데, 이때 탁월한 효과를 보여 주는 것이 매선 요법입니다. 매선 요법이란 약실을 피하 지방층에서 근막층까지 삽입하여 경혈을 자극함으로써 근력 강화에 도움을 주는 것을 말합니다. 매선 요법에 사용되는 약실은 2주 이내에 피부 속에서 녹아 흡수되므로 안전하며, 손상된 근육의 재생과 근력 강화에 도움을 줍니다.

⑷ 경근 추나요법

교정을 한다는 것은 단지 틀어진 뼈를 바로잡는다는 협의의 개념보다는, 틀어진 뼈를 비롯하여 뼈 주위를 이루고 있는 인대나 힘줄·근육 등 연부조직까지 바로잡는 광의의 개념입니다. 이 경우, 뼈 주위의 연부조직들을 늘려 주고, 당겨 주면서 풀어 주는 치료법을 경근 추나요법이라고 합니다. 경근 추나요법을 통해 연부조직들이 바로 잡히지 않으면, 뼈를 바로잡아도 체형이 유지되지 않고 바로 틀어질 가능성이 큽니다.

⑸ 정골 추나요법

틀어진 뼈 자체를 바로잡아 주는 방법을 정골 추나요법이라고 합니다. 대부분의 사람들이 알고 있는 협의의 추나요법으로, '뚜둑' 하는 소리를 내며 어긋나 있는 뼈 자체를 바로잡아 주는 방법입니다.

⑹ 한약 요법

잘못된 자세나 습관·직업적으로 하는 일의 특성 등의 외적인 요인에 의해 체형이 틀어지는 경우나 틀어진 정도가 가벼운 경우, 틀어진 부위를 바로잡아 주면 단기간에 교정할 수 있습니다. 교정 치료 중에서도 가장 어려운 케이스는 인체 내부 오장육부의 상태와 외부적인 원인이 복합적으로 작용하여 체형이 틀어진 경우입니다. 이때 인체의 내부적인 원인을 바로잡아 주는 것이 바로 한약입니다. 또한, 한약 중에는 바로 인체 외부로 작용하여 통증을 완화하고 해당 부위의 근육과 인대를 강화하는 효과가 있는 것도 있으므로 교정 치료 시 한약 치료도 같이 시행하면 효과를 극대화할 수 있으며, 재발 방지에도 도움을 줄 수 있습니다.

제2부

인천과학고등학교 졸업
경희대학교 한의학과 졸업
척추신경추나의학회 회원
건강 정보 신문 《헬스앤메디슨》 편집 위원
경희미르한의원 문정점 대표 원장

한석배 원장

밤마다 우는 아이
「야제증」

한의원에 찾아오시는 부모님들이 육아하면서 가장 힘든 점 중 하나로 꼽는 것이 바로 아이가 밤마다 울고 보채는 것입니다.

육아하는 부모님이라면 아이의 영유아 시절에 아무리 달래도 울음을 멈추지 않는 아이를 안고 한밤중에 응급실에 다녀오신 경험이 한 번쯤 있으실 텐데요, 이를 한의학에서는 야제증(夜啼症)이라고 합니다. 야제는 영아가 야간에 간헐적으로 과도하게 울고 보채며 심하면 밤중 내내 울다가 다음 날 새벽까지도 우는 것을 말합니다. 대부분 낮에는 크게 울거나 보채지 않으며, 감기나 다른 감염성 질환과 무관한 경우도 많습니다.

아이에 따라 다르지만 보통 생후 100일 이전에는 자주 깨다가 100일이 지나면 연속으로 5~6시간씩 잠들기 때문에, 생후 3개월 이전에 아이가 밤마다 깨는 것은 큰 문제라고 보기 어렵습니다. 그래서 이른바 '백일의 기적'이라는 말이 있는 것이죠. 하지만 생후 120일 정도가 지났는데도 한 시간이나 두 시간마다 아이가 깨서 울고 보챈다면 이는 너무 자주 깨는 것이라고 볼 수 있어 야제로 진단 내릴 수 있습니다.

한의학적으로, 아이가 밤마다 제대로 잠들지 못하고 깨서 우는 것은 소화 불량이 원인인 경우가 많습니다. 아이의 키와 체중을 측정했을 때 키와 비교하면 체중이 많이 나가는 편이라면 아이는 본인의 소화 능력보다 섭취량이 많은 것으로 볼 수 있습니다. 이럴 때는 제대로 소화시키지 못한 음식물이 식적이 되어 소화기에 쌓이게 되고, 이 때문에 아이는 불편함을 느끼게 되어 숙면을 취하기 어렵습니다. 속이 불편해 제대로 잠들지 못하고 보채는 아이는 엎드려서 엉덩이를 하늘로 향하고 우는 등의 특징을 보이기도 합니다.

또한, 태열이 심하다거나 안아 줘도 심하게 우는 경우에는 이런 식적으로 인해 속에 열이 많이 쌓인 것으로 볼 수 있습니다. 식적으로 속열이 쌓여 아기가 잠을 제대로 이루지 못하는 경우라면 먼저 식적을 해결해 주어야 아이의 수면 문제가 해결됩니다. 아이가 야제로 고생하고 있다면 가까운 한의원에 내원하여 먼저 어떠한 경우에 해당하는지 자세히 진단해 보고, 속열을 조절해 주는 치료 또는 비위 기능을 도와 위장의 운동성을 높이는 치료를 하는 것이 좋습니다.

돌 이전의 아이는 아직 어리니 침 위주로 치료하면서 상태를 지켜보고 생활 습관 등을 교정하여야 합니다. 이때 부모님이 인내심을 가지고 끈기있게 접근하는 것이 중요합니다.

그 외에도 실내가 너무 덥지 않은지, 아니면 너무 건조하다거나 아이가 비염 등으로 고생하고 있지는 않은지, 야간 수유가 너무 많거나 낮잠을 많이 자는 것은 아닌지 점검해 보는 것도 중요합니다.

잠을 잘 자는 것은 어른들에게도 중요하지만, 급성장하는 영유아에게도 매우 중요한 일입니다. 잘 자고 일어난 아이가 잘 먹고 잘 놀고 아픈 곳 없이 쑥쑥 클 수 있습니다. 야제증을 치료하여 건강한 아이의 미래를 가꾸어 주세요.

시기별 산전,
산후조리법

여성의 몸은 임신과 출산을 겪는 동안 많은 변화를 맞이하게 됩니다. 이 장에서는 임신과 출산의 시기에 따른 조리법과 증상, 그에 따른 알맞은 치료를 소개해 보겠습니다.

산전

① 안태(安胎) – 유산 방지

유산은 대개 심하게 놀라거나, 과한 부부관계, 피로 누적, 영양 부족 및 불균형, 심한 스트레스가 있을 때 주로 나타납니다. 보통 임신 3~5개월 때 많이 발생하는데, 그 시기에 맞춰 기혈을 보하거나 태를 편안하게 하는 한약 치료를 하게 됩니다.

② 입덧 완화

입덧은 보통 임신 5주부터 시작해 12주가 지나면 대부분 가라앉지만 심하면 16주까지 지속될 수 있습니다. 구토와 빈혈이 너무 심하고 영양 상태가 안 좋아 산모와 태아의 건강을 위협할 정도라면 꼭 치료를 받으셔야 합니다. 입덧이 심하신 분들은 대개 신경이 예민한 분들이 많고, 또 평소에도 비위 계통이 약했던 분들이 많습니다. 기본적으로 비위 계통을 편하게 하고 소화 기능을 높이는 치료를 하게 됩니다.

③ 임신 중 보양

임신 중기 이후에는 식욕과 체중이 늘며, 태아의 신체가 본격적으로 자라는 시기로, 많은 에너지가 필요합니다. 평소 허약한 상태에서 임신한 경우나, 임신 후 입덧으로 허약해진 경우에는 빈혈, 현기증, 만성 피로, 허탈감 등을 주의해야 하며, 임신부와 태아의 건강을 위해 적절한 보양이 필요합니다.

1차 산후조리 전반기(출산~3주)

출산 직후부터 산후 6주까지를 '산욕기'라고 하며, 그중 전반기 3주는 각별한 주의가 필요한 시기입니다. 힘든 분만 과정을 겪어낸 모체의 상처 치유와 아이 양육을 위한 교육의 시기로, 절대 안정이 필요한 시기입니다.

치료 : 출산 시에는 자궁에서 태반이 떨어져 나가면서 어혈(瘀血)이 생기게 되며, 또한 분만 과정 중 체력 소모와 출혈 등으로 기혈허약(氣血虛弱)이 나타납니다. 동의보감에도(産後必先逐瘀補虛爲主: 산후에는 반드시 어혈을 몰아내고 허약한 부분을 보양하는 것을 위주로 해야 한다)라고 기록되어 있듯이, 산후조리의 핵심은 어혈의 해소와 기혈의 보강입니다. 특히 동의보감에서(瘀消然後方可行補: 어혈이 해소된 이후에 보양할 수 있다)라고 언급한 것처럼, 1차 산후조리 전반기에는 어혈 해소에 중점을 둔 치료가 이뤄져야 합니다. 어혈 해소가 이루어지면 후반기에는 산후 보양으로 이어서 조리해 줍니다. 만약 출산 직후부터 어혈이 심하지 않고 기혈 부족이 두드러진다면 1차 산후조리 전반기와 후반기 모두 산후 보양을 위주로 치료할 수 있습니다.

2차 산후조리

2차 산후조리는 1차 산후조리를 소홀히 한 경우 또는 1차 산후조리 기간에 해결해야 할 산후의 여러 증상이 남아 있는 경우에 치료하는 기간입니다.

특히 출산 시 약해진 인대와 관절은 출산 후 12주(3개월)까지 회복되어야 하므로, 2차 산후조리 전반기에 산후풍, 관절통, 요통, 골반통, 골반 틀림 등의 증상이 있는 경우 치료가 필요합니다.

산후조리, 특히 산후 보양이 안 되었을 때 어떤 문제가 생길까요?

앞에서는 시기별 산전, 산후조리에 대해 말씀드렸습니다. 이번 장에서는 1차 산후조리 중 산후 보양이 제대로 되지 않았을 경우의 문제점에 대해 자세히 말씀드리겠습니다.

산후 보양이 원활하지 않을 경우 1차 산후조리가 제대로 마무리되지 못하므로 출산 후유증으로 인한 문제가 발생할 가능성이 큽니다. 대표적인 출산 후유증으로는 산후 비만, 산후풍, 산후 우울증 등을 꼽을 수 있으며, 이들 각각은 대부분 함께 나타나게 됩니다. 출산 후유증은 치료가 어렵고 이후의 건강에도 악영향을 주므로 반드시 예방되어야 하며, 1차 산후조리를 정성껏 잘 마무리하는 것만이 유일한 방법입니다. 최근에는 초산 연령이 점차 높아지고 있고, 직장 생활을 하는 여성들이 증가하면서 산후 보양 치료의 중요성이 더욱 주목받고 있습니다.

(1) 산후 비만이 발생할 수 있습니다

산후 비만의 일차적 원인은 임신기 동안 권장 체중 증가량보다 과도하게 늘어난 체중이라고 볼 수 있지만, 1차 산후조리 시기에 회복이 원활하지 않아 부종이 조절되지 않고 체내 노폐물의 배출이 원활하지 않은 경우에도 나타날 수 있습니다. 산후 비만을 예방하려면 무엇보다도 1차 산후조리 시기에 어혈 해소와 산후 보양이 선행되어야 합니다.

산후조리가 충분하지 않은 상황에서 자칫 무리한 체중 감량을 시도하는 경우 체중 조절이 이루어지지 않는 것은 물론 심각한 후유증을 유발할 수도 있으므로 산후조리 단계에 맞는 체계적인 체중 조절 계획이 필요합니다.

(2) 산후풍이 발생할 수 있습니다

산후풍은 출산으로 인해 몸의 저항력이 떨어져 있을 때 외부의 차가운 기운이 체내로 침입하여 관절통, 부종 등을 유발하는 대표적인 산후 후유증입니다. 일반적인 검사로는 이상이 확인되지 않아 일단 발생하게 되면 치료가 쉽지 않고 장기간 지속하면서 고통을 주는 질환이므로 예방이 무엇보다 중요합니다. 산후풍은 출산으로 인해 기혈(氣血)이 소모되고, 조리 기간에 체력 소모가 심한 경우 발생할 위험이 많으므로, 예방을 위해서는 역시 1차 산후조리 동안 기본적인 어혈 및 부종 관리와 산후 보양이 반드시 선행되어야 합니다.

(3) **산후 우울증이 발생할 수 있습니다**

산후 우울증은 산모의 50~80% 정도에서 나타나며 출산 과정에서 생긴 육체적, 정신적 스트레스와 육아에 대한 심리적 부담, 체내 호르몬 변화 등이 원인이 됩니다. 대개 출산 후 3일경부터 시작되어 2주 이내에 특별한 치료 없이도 소실되는 것이 일반적입니다. 1차 산후조리 동안 모체의 회복이 원활하지 않은 경우, 육체적인 피로와 스트레스가 정서적인 불안정을 초래하게 되며, 식욕 부진, 불면증, 무기력 등 우울증의 증상으로 발전하게 됩니다. 산후 우울증 예방의 첫걸음은 성공적인 산후조리입니다. 1차 산후조리를 잘 마무리하기 위한 산후 보양 치료를 통해 산후 우울증을 예방 및 관리할 수 있습니다.

☑ 산후 보양이 꼭 필요한 경우

☐ 임신 전 건강 상태가 좋지 않은 상태에서 임신과 출산을 한 경우
☐ 임신 기간에 빈혈, 임신성 고혈압, 임신성 당뇨, 부종, 임신성 단백뇨 등의 증상이 있었던 경우
☐ 초산 연령이 35세 이상인 경우
☐ 초산 후 1년 이내에 재임신이 되어 출산한 경우(연년생을 둔 경우)
☐ 출산 시 진통 시간이 12시간 이상이어서 기혈의 소모가 많았던 경우
☐ 임신 시 체중 증가가 적정 체중 증가량인 12kg을 초과한 경우
☐ 출산 후 부종이 심해서 2주 이상 지속된 경우
☐ 출산 후 모체의 회복이 일반적인 회복 양상보다 더딘 경우

☐ 수유량이 부족하여 수유가 충분하지 않은 경우

☐ 출산 후 체중 감소가 원활하지 않은 경우

☐ 산후 우울증이 의심되는 경우

☐ 조기에 직장에 복귀해야 해서 산후조리 시간이 충분하지 않은 경우

☐ 출산 후 관절의 통증이 심해 일상 활동에 제한이 많은 경우

☐ 완전한 산후조리를 통해 임신 전보다 건강한 몸 상태를 만들기 원하는 경우

※ 위에 해당하는 분은 꼭 내원하셔서 산후 보양 치료를 받으셔야 합니다.

난임의 한의학적 치료
및 양방 치료와의 연계 1

해가 갈수록 출생률이 떨어지고 있습니다. 이제는 '인구 절벽'이라는 말이 더는 생소한 단어가 아니며, 몇백 년 후에는 대한민국의 인구가 0명으로 수렴할 것이라는 기사도 심심치 않게 보입니다.

그러나 그런 국가적인 위기 반대편에는 오히려 아이를 낳아 기르고 싶은데 그러지 못해서 가슴 아파하는 난임 부부들도 점점 늘어나고 있습니다.

난임은 점점 높아지는 초혼 연령과 술, 담배 등 기호 식품의 남용, 과도한 업무로 인한 스트레스, 환경 호르몬의 악영향 등 여러 원인이 있을 수 있습니다. 하지만 이러한 이유가 이른 시일 내에 개선될 것으로 보이지는 않습니다. 그래서 난임 치료를 받는 부부들도 해마다 늘고 있습니다.

최근 보건복지부는 난임 치료를 건강 보험 체계로 편입시키는 안을 내놓았습니다. 그만큼 이제 난임 치료는 개개인의 문제가 아닌 국가적인 문제로 생각해야 하는 일이 되었습니다.

임신은 수정과 착상으로부터 시작됩니다. 그러나 건강하지 못한 난자와 정자가 만나 건강하지 못한 자궁에 착상하려 하면 부딪히게 되는 난관이 만만치 않습니다. 따라서 먼저 예비 엄마 아빠의 몸을 건강하게 하는 것이 중요하며, 이때부터 한의학의 도움을 받으시면 더욱 좋습니다.

앞으로 여러 차례에 걸쳐 한방 난임 치료와 양방 난임 치료를 설명해 드리겠습니다. 우선 첫 순서로 먼저 임신의 과정에 대해 알려드리겠습니다. 임신이 어떠한 과정으로 이루어지는지 알아야 그다음 단계로 넘어갈 수 있기 때문이죠.

① 부부가 잠자리하고 남성이 여성의 질 내에 사정하면, 정액은 먼저 응고됩니다. 수 시간 후 다시 묽어진 정액이 여성의 자궁으로 흡수되는데, 운동성이 좋고 모양이 좋은 정자는 열심히 헤엄쳐서 수란관을 거슬러 올라가게 됩니다.

② 여성의 난소에서 난자가 배란 되어 수란관 상부에서 정자와 만나 수정란이 됩니다. 이때 난자는 배란 후 1~2일, 정자는 자궁 내에서 2~3일 동안 살아남아서 수정할 수 있는 능력을 갖추며, 정자의 경우 사정된 후 1주일까지 살아 있기도 합니다.

③ 수정란은 수란관을 따라 자궁으로 이동하면서 난할(세포 분열)을 계속하며, 수정 후 7~8일째에 착상합니다. 착상 이후를 임신이라고 합니다.

④ 임신 기간은 마지막 월경 시작일로부터 280일, 수정된 날로부터는 266일 동안입니다.

⑤ 배란이 일어나면 난자를 둘러싸고 있던 여포가 터지면서 황체가 됩니다. 황체에서는 프로게스테론(황체 호르몬)을 분비하여 자궁 내벽을 두껍게 만드는데, 배란된 난자가 수정되지 않으면 황체가 퇴화하면서 프로게스테론의 분비도 줄어들어 두꺼워졌던 자궁 내벽이 떨어져 나가면서 월경이 일어납니다. 그러나 수정이 일어나서 수정란이 착상하면 황체가 퇴화하지 않고 계속 프로게스테론을 분비하여 자궁 내벽을 두껍게 유지하므로 월경이 일어나지 않습니다.

난임이란 무엇인가?

검사상 이상이 없고 본격적으로 임신 시도를 한 지 1년이 지났는데 아이가 생기지 않을 경우 난임 진단을 내립니다(보통 1년간 피임하지 않았는데도 아이가 생기지 않으면 내원하는 경우가 많으며, 요즘은 초혼 연령이 높다 보니 6개월간 피임하지 않더라도 난임 치료 시도에 들어가는 경우가 많습니다).

여기서 한 가지 꼭 짚고 넘어가야 할 것이 있습니다. 왜 **불임**이 아니고 난임인가? 입니다. 불임은 '임신이 안 된다'는 뜻이고 난임은 '임신이 어렵다'는 뜻입니다. 정확한 의학적 명칭은 불임이 맞습니다. 그러나 받아들이는 환자들 입장에서는 이런 작은 차이도 큰 상처로 다가올 수 있습니다. 되도록 난임이라는 용어를 사용하며, 안 되는 것이 아니라 어려운 것일 뿐, 언젠가는 아이가 찾아온다고 믿어야 합니다.

흔한 일은 아니지만, 간혹 착상이 될 때 착상혈이 나오는 경우가 있으므로 섣불리 실패했다고 말하지 않는 것이 좋습니다. 분비물에 살짝 섞여 나오는 수준이고 실핏줄처럼 보이거나 분비물이 핑크빛으로 보이는 수준이기 때문에 생리혈과 구분할 수 있습니다.

지금까지 임신의 과정과 난임의 개념 등에 대해 알아보았습니다. 앞으로 여러 장에 걸쳐 현재 많이 하고 있는 난임 치료 방법들에 대해 말씀드리겠습니다.

난임의 한의학적 치료
및 양방 치료와의 연계 2

남성 난임의 원인

이번에는 남성 난임의 원인에 대해 알아보도록 하겠습니다. 난임의 원인은 다양합니다. 그중 남성 난임은 전체 난임의 약 40% 이상을 차지합니다. 여성 난임도 비슷한 비중을 차지하고, 나머지는 원인 불명입니다. 그러므로 아이가 생기지 않는 것을 딱히 누구의 잘못이라고 이야기하는 것은 옳지 않습니다.

우리나라 남성들의 특성상, 아이가 생기지 않는 원인이 본인에게 있다는 것을 끝까지 인정하지 않으려는 성향이 있습니다. 그래서 몇 년째 아이가 생기지 않아 끙끙 앓는 부부도 여성만 검사나 치료를 받고, 남성은 인공 수정이나 시험관 시술 등의 양방 난임 치료는 물론 한약 복용에서도 한발 뒤로 물러나 있으려 합니다. 비협조적인 남편의 태도 때문에 무정자증 남편이 원인인 난임 부부가 몇 년간 그 원인을 발견하지 못하고 있었던 사례도 있습니다.

그러나 아픈 곳이 있으면 치료를 받고 불편한 곳이 있으면 다른 기구 등의 도움을 받듯이, 난임 역시 잘못된 것이거나 수치스러운 것이 아니고 그저 치료해야 할 대상일 뿐입니다. 그러므로 부끄러워하지 말고 적극적으로 치료에 임해야 합니다. 또 남성 난임은 여성 난임보다 치료하기 어려운 경우가 대부분이므로 처음 진찰을 받을 때부터 남편도 진찰받는 것이 좋습니다.

우선, 정자의 정상 기준에 대해 알아보겠습니다. 1회 사정량 2㎖ 이상, 1㎖당 6,000만 마리 이상, 운동성 60% 이상, 정상 정자 10% 이상이면 정상이라고 합니다. 하지만 점점 기준이 내려가 현재는 1㎖당 2,000만 마리 이상, 운동성 40% 이상, 정상 정자 5% 이상이어도 정상이라고 합니다.

그러나 정상이라 하여 손쉽게 임신이 되는 것은 아닙니다. 정상 기준을 넉넉히 통과해도 임신이 될 확률은 한 번 배란에 25% 정도인데, 정상 기준에 턱걸이하여 '과락'을 겨우 면하는 수준이라면 합격할 확률은 더욱 떨어지게 마련입니다. "검사받았는데, 나는 정상이라더라"라고 말하면서 뒷짐만 지고 있을 것이 아닙니다.

다음은 흔한 남성 난임의 원인입니다.

① 폐쇄성 무정자증

정자 생성은 정상적으로 되나 선천적 혹은 후천적 사고 등으로 정자 배출 통로가 막힌 상태. 막힌 곳을 수술 등으로 뚫어 주면 해결되는 경우가 많고 수술이 어려울 경우 고환에서 정자를 채취, 시험관 시술에 사용합니다.

② 비폐쇄성 무정자증

정자 배출 통로에는 이상이 없으나 무정자증, 또는 무정자증에 가까울 정도로 정자 수가 부족한 경우입니다. 이때는 정소나 고환에서 미성숙한 상태의 정자를 발견할 수 있다면 채취하여 성숙 후 시험관 시술에 사용하고 만약 이마저도 없다면 정자 기증 등의 방법을 찾을 수 있습니다.

③ 정계정맥류

고환 정맥의 밸브 이상으로 인하여 정맥이 늘어나 있는 정계정맥류는 혈액 순환 부전뿐만 아니라 산소 공급 장애, 고환 온도 상승, 호르몬 불균형을 초래해 정자 생성 및 가임력에 나쁜 영향을 미치게 됩니다.

④ 기타

최근 3개월 안에 독감 등으로 고열을 앓았던 경우 정자 운동성이 떨어지고 기형 정자가 많이 나올 수 있습니다. 또한, 흡연, 음주, 스트레스, 비만 등이 안 좋은 영향을 끼칩니다.

남성 난임은 이에 해당하는 경우가 가장 많으며, 앞의 세 가지 경우와 달리 평소의 생활 습관 등으로 충분히 개선할 수 있는 부분입니다.

지금까지 남성 난임의 원인에 대해 알아보았습니다. 난임은 부끄러운 것이 아닙니다. 평소 과도한 업무와 잦은 술자리, 운동 부족 등으로 현대 한국 남성은 난임이라는 질환에 쉽게 노출되어 있습니다. 누구의 탓도 아니니 하루빨리 상황을 인식하고 치료에 임하는 것이 좋습니다.

난임의 한의학적 치료
및 양방 치료와의 연계 3

여성 난임의 원인

이 장에서는 여성 난임의 원인에 대해 알아보겠습니다. 여성 난임은 전체 난임의 40% 정도이며 남성 난임과 같은 비중입니다. 하지만 우리나라 문화 특성상 환자 본인도 난임이 여자의 책임이라는 잘못된 인식을 하는 경우가 종종 있어서 정신적 안정이 중요한 난임 치료에 큰 걸림돌이 되었습니다. 최근 들어 여권 신장과 아이를 꼭 낳지 않아도 된다고 생각하는 부부가 늘어나는 추세에 힘입어 사정은 나아지고 있습니다.

여성은 태어날 때부터 평생 배란할 수 있는 난모세포가 만들어져 있으며, 사춘기 때 초경 이후로 한 달에 한 번씩(약 28일 주기) 배란하게 됩니다. 이 사이클에 문제가 생기는 것이 여성 난임의 가장 큰 이

유입니다. 여성의 난임은 크게 세 가지로 나눌 수 있습니다.

① 난소의 배란 장애

여성 불임의 주요한 원인입니다(약 30~40%). 배란 장애는 시상하부·뇌하수체·난소 축에 이상이 생겼을 때 주로 발생합니다. 평소 본인의 생리 주기와 상태에 조금만 신경을 쓰고 있다면 자각할 수 있습니다. 요즘은 다양하고 편리한 스마트폰 앱이 출시되어 있으므로 항상 체크하는 습관을 들이는 것이 좋습니다.

오랫동안 월경이 없거나(무월경) 월경 주기가 매우 불규칙한 경우, 월경을 너무 자주 하거나(주기가 25일 이내), 주기가 너무 긴 경우(35일 이상), 월경량이 극히 적을 경우 등이 배란 장애의 증상이라고 볼 수 있습니다. 배란 장애가 의심될 경우 가까운 산부인과나 한의원을 찾아 진찰을 받아보는 것이 좋습니다.

다음은 배란 장애와 관련된 대표적인 질환들입니다.

◆ 다낭성 난소 증후군

난소에 있는 난포가 차례대로 성숙해서 하나씩 배란 되는 것이 아니라, 한꺼번에 여러 난포가 성숙해서 몇 달간 배란 되지 않거나 제대로 성숙하지 않은 난자들이 한꺼번에 배란 되는 등의 배란 장애를 일으키는 내분비 질환을 말합니다.

고도 비만 환자에게 흔히 뒤따르는 증상이며 '증후군'이라는 이름이 보여 주는 것처럼 명확한 이유는 밝혀지지 않았습니다. 서양의 경우 다낭성 난소 증후군 환자의 70% 이상이 비만 환자라는 연구 결과가 있으나 우리나라는 사정이 조금 다릅니다. 정상 체중, 또는 매우 마른 사람에게도 나타날 수 있고, 이 경우 대체로 비만인 다낭성 난소 증후군 환자보다 치료가 어렵습니다.

다른 전신 증상을 일으키며 생활에 지장을 주는 것이 아니라면 따로 치료는 필요하지 않습니다. 그리고 다낭성 난소 증후군이면서도 정상적으로 배란이 되는 환자라면 임신을 위해 다른 치료를 할 필요는 없습니다.

• 자궁내막증

자궁내막 조직이 자궁 안이 아닌 다른 곳에 위치하는 질환으로, 부정 출혈, 월경통, 성교통, 골반통 등을 일으킵니다. 자궁내막증은 골반 내 해부학적 구조를 변형시켜 난자와 정자의 이동 및 수정을 방해하고 만성 염증으로 인해 난자의 성장, 수정, 착상을 방해합니다. 자궁내막증의 치료는 약물 요법, 수술 등이 있으나 치료는 어려운 편입니다.

② 난관 장애

난관(나팔관)은 배란된 난자를 흡입하고 정자를 이동시켜 수정이 일어나게 하는 아주 중요한 기관입니다. 골반염, 충수돌기염, 자궁외 임신 등으로 인해 나팔관이 막히거나 유착되면 자연 임신에 장애를 줄 수 있습니다. 난관 장애가 원인이 된 난임이라면 다른 난임에 비해 치료는 훨씬 수월할 수 있습니다.

• 난관 조영술

난관(나팔관)의 유착이나 염증 등을 검사 및 치료하는 방법으로, 조영제를 투입하여 난관을 검사하는데, 이때 조영제 투입 자체로 난관을 뚫어 주는 역할도 하게 됩니다. 난관 조영술은 바로 시행하는 것은 아니고 난관 장애가 있는 것으로 판단될 때 하게 되는데, 한쪽 혹은 양쪽 난소에서 배란이 제대로 되어 자궁까지 오지 못하는 것으로 추측될 때 시행하게 됩니다.

③ **자궁의 장애 자궁 기형 자궁 내 유착, 자궁 근종, 또는 황체 호르몬 불균형**으로 인해 자궁 내막이 잘 자라지 못할 경우 인공 수정이나 시험관 시술을 한다 해도 착상이 잘 되지 않습니다.

지금까지 여성 난임의 원인에 대해 알아보았습니다. 예전부터 이 땅의 여성들은 임신과 출산에 대해 과도한 책임을 지고 있었습니다. 임신 여부부터 태어난 아이의 성별까지 모두 여성의 책임으로 돌려지고는 했는데, 이제는 그런 불필요한 책임감에서 벗어날 때입니다. 아이를 낳는 것은 의무도 아니고 누군가의 책임도 아닙니다. 마음의 짐을 던져버리고 예쁜 아기를 맞을 준비를 합시다.

난임의 한의학적 치료
및 양방 치료와의 연계 4

양방 난임 치료 1

이제 양방 난임 치료의 전반적인 과정에 대해 알아보겠습니다.

검사상 이상이 없고 본격적으로 임신 시도를 한 지 1년이 지났는데 아이가 생기지 않을 경우 난임 진단을 내립니다. 보통 1년간 피임하지 않았는데도 아이가 생기지 않으면 내원하는 경우가 많으며, 요즘은 초혼 연령의 높아져 6개월 정도면 난임 치료 시도에 들어가는 경우가 많습니다. 거두절미하고 가장 중요한 것은 **"하루라도 젊을 때 임신에 대한 노력을 시작해야 확률이 높아진다"**는 것입니다.

보통 배란일(예상 생리 시작일로부터 14일 이전)과 이전 2일째, 이후 2일째 3회에 걸쳐 부부관계를 하도록 하고 그 후에 임신이 되지 않을 경우 난임 치료에 들어가게 됩니다. 다만 월경이 매우 불규칙하거나 무월경 또는 희발 월경일 경우 이 방법을 쓰기는 어렵습니다.

• 기초 체온 측정

여성이 충분한 수면을 취하고 아침에 일어났을 때(움직이기 전 이불 속에서) 체온을 재는 방법입니다. 평소 체온보다 갑자기 올라가는 때가 있는데 이때가 보통 배란기이며, 이후 약 37도 정도의 고온기를 지나다 수정란이 착상되면 계속 고온 상태, 아니면 다시 체온이 떨어지게 됩니다.

• 황체 호르몬 소변 검사

보통 배란일을 측정한다고 하는 소변 검사 키트가 이 방법을 이용한 것이며, 제작 회사에 따라 정확도가 조금씩 차이 날 수 있습니다. 정확한 배란일 측정은 체온을 측정하거나 병원의 도움을 받는 것이 좋습니다.

① 배란 유도

배란이 잘되지 않는 여성의 경우 약물 복용으로 배란 유도를 합니다. 클로미펜을 처방받아 생리 시작 3~5일째부터 하루 50~150mg씩 5일간 복용하며, 복용 후 6~10일 후 배란이 이루어집니다. 고프로락틴혈증이 있는 경우는 브로모크립틴(공복에 복용 시 메스꺼울 수 있음)을 하루 1/2~2정씩 2주 복용합니다. 복약으로 관리가 잘되지 않으면 성선자극호르몬 주사를 맞게 됩니다. 모든 경우 배란이 잘 되고 있는지는 초음파를 통해 확인하며 배란일에 맞춰 부부관계를 하거나 인공 수정 시술 등을 하게 됩니다.

② 인공 수정

배란일 조절이나 배란 유도에도 자연 임신이 잘되지 않는 경우 인공 수정을 하게 됩니다. 부인의 배란일(자연 배란 또는 배란 유도)에 맞추어 남편의 정자를 자궁 내로 주입하는 방법입니다. 이때 정액은 처리 과정을 거쳐 운동성이 좋고 기형 아닌 정자만 원심 분리를 통해 농축하여 주입합니다.

성공 확률은 약 10~15%이며 자연 배란이 아닌 배란 유도를 통해 배란일을 맞췄을 때는 20% 이상이라고 합니다. 교과서적으로는 시술을 반복함에 따라 임신 확률은 높아진다고 되어 있으나 인공 수정의 확률은 생각만큼 높은 편이 아닙니다. 부부의 나이가 젊고 건강한 정자와 난자, 자궁을 가지고 있을 때 확률이 높습니다.

정자와 난자, 자궁이 건강한데 성 기능 장애가 원인이 되어 정자가 자궁 내로 진입하기 어려운 경우 등이 아니면 성공 확률은 그다지 높은 편이라고 볼 수 없습니다. 따라서 대략 3~4회 정도 시술을 했는데 실패하면 다음 단계로 넘어가는 것이 시간 절약에 도움이 됩니다.

지금까지 양방 난임 치료 과정 중 배란 유도법과 인공 수정법에 대해 알아보았습니다. 다음에는 시험관 아기 시술법에 대해 알아보겠습니다.

난임의 한의학적 치료
및 양방 치료와의 연계 5

양방 난임 치료 2

이번에는 시험관 아기 시술법에 대해 알아보겠습니다. 시험관 아기 시술의 정식 명칭은 체외 수정 및 배아 이식(In Vitro Fertilization-Embryo Transfer, IVF-ET 또는 IVF)으로 여성의 난소에서 성숙한 난자를 채취하고 남성의 정자를 채취하여 시험관이나 배양 접시에서 수정시킨 후 2~5일 동안 배양하여 여성의 자궁내막으로 이식해 임신이 되도록 하는 방법입니다.

• 시험관 시술의 적응증
◦ 양측 난관 폐색
◦ 양측 난관 절제술을 받은 경우

○ 난관 성형술을 받았으나 임신에 실패한 경우

○ 심각한 자궁내막증이 있을 경우

○ 면역적 요인의 불임

○ 심각한 남성 불임 요인

○ 원인 불명의 불임으로 다른 방법의 치료가 모두 실패한 경우

○ 그 외 생식력 보존, 유전학적 요인 등

하지만 인공 수정이 수차례 실패하거나 산모의 나이가 많은 경우, 또는 한쪽 나팔관이 막힌 경우에는 임신 확률이 매우 떨어지기 때문에 바로 시험관 시술에 들어가게 됩니다.

시험관 시술 과정

① 난자의 과배란 유도

• 성선자극호르몬 분비 호르몬 작용제(GnRH agonist) 장기 요법 : 체외 수정 시술을 원하는 달의 바로 전달부터 스케줄이 시작됩니다. 월경 예정일 7~10일 전부터 성선자극호르몬 분비 호르몬 작용제를 피하 주사 또는 근육 주사로 맞고 월경이 시작되면 초음파와 호르몬 검사를 지속적으로 하여 여러 개의 난자가 잘 자라고 있는지 확인하고 배란일을 결정합니다.

배란일이 결정되면 hCG를 주사하여 배란 유도를 완성하고, 주사 투여 34~35시간 후 난자를 채취합니다. 성선자극호르몬 분비 호르몬

작용제 장기 요법을 통한 체외 수정 및 배아 이식술은 배란 유도 시작부터 배아 이식까지 약 4주의 시간이 걸립니다. 월경 시작 전 배란 억제제를 맞고 시작하기 때문에 난포가 일정하게 큰다는 장점이 있지만, 주사를 더 많이 맞아야 하는 수고로움이 있고, 다낭성 난소 증후군이나 난소 기능 저하 환자에게는 맞지 않는다는 단점도 있습니다(다낭성 난소 증후군 환자는 난포가 너무 많이 생기고 난소 기능 저하 환자는 반대로 난소가 잘 나오지 않습니다).

• 성선자극호르몬 분비 호르몬 길항제(GnRH antagonist) 단기 요법 : 월경의 시작과 동시에 스케줄이 진행됩니다. 시술을 원하는 달에 월경이 시작되면 초음파와 호르몬 검사를 하여 배란 유도 시기에 성선자극호르몬을 투여를 시작합니다. 난포 성장 상태에 따라 약 월경 7일경에 조기 배란을 방지하기 위해 성선자극호르몬 분비 호르몬 길항제를 추가로 투여하게 됩니다. 배란일이 결정되면, hCG를 주사하여 배란 유도를 완성하고, 주사 투여 34~35시간 후 난자를 채취합니다. 이 과정은 2주 정도의 시간이 걸립니다.

② 성숙한 난자와 건강한 정자 채취

난자 채취 시기가 너무 빠르면 난자가 미성숙하고, 너무 늦으면 배란이 되어 버리거나 난자가 과숙하여 성공률이 낮아집니다.

일반적으로 18㎜ 이상의 난포가 2개 이상 성숙하였을 때, hCG를 주사하고 약 34~35시간 후에 난자를 채취합니다. hCG를 밤에 주사하면, 이틀 후 아침에 가벼운 마취 후, 질 초음파로 난소를 보면서 질을 통해 긴 바늘을 넣어 난자를 채취합니다. 시술 시간은 20~30분 정도이며 보통 10~20개 사이의 난자를 채취하는 것이 후유증을 최소화하는 방법입니다.

난자 채취 후 생길 수 있는 합병증으로는 출혈, 골반 장기 손상, 감염 등이 있습니다. 보통 복수가 차는 증상이 나타날 수 있는데 평소 다낭성 난소 증후군을 갖고 있던 환자의 경우 너무 많은 난자가 채취되어 복수가 찰 가능성이 큽니다. 이럴 경우 바로 이식하지 못하고 한 달 정도를 기다려야 합니다.

정자는 수음법으로 채취하는데, 남성은 채취 3~4일 전부터 금주, 금욕 상태를 지키고 과격한 운동을 삼가는 것이 좋습니다.

③ 채취한 난자와 정자의 수정을 체외에서 유도하고 수정란을 배양

각자 채취한 정자와 난자가 배양액 속에서 스스로 수정되도록 유도하는데, 이때 수정률이 30~40%에 불과할 정도로 미약하면 정자의 질이 좋지 않아 수정되지 않는 것으로 보고 미세 수정 시술(세포질 내 정자 주입술)을 하게 됩니다. 미세 수정을 한 배아는 착상 확률이 조금 떨어집니다.

수정 후 16~20시간이 지나면 제대로 수정이 되었는지 현미경으로 확인하고 3~5일간 배양합니다. 5일 배양한 배아가 보통 착상률이 높으며, 냉동 후 다시 해동하여 이식할 때도 5일 배양 배아의 착상률에 비해 3일 배양 배아의 착상률은 떨어집니다.

④ 배아를 여성의 자궁내막에 이식

카테터를 이용해 배양된 배아를 여성의 자궁 내에 이식하는데, 이는 매우 간단한 과정이고 시간도 짧게 걸립니다. 이보다 여성을 힘들게 하는 것은 황체기 보강으로, 자궁벽을 두껍게 유지해 착상을 쉽게 하는 과정입니다. 난자 채취 직후부터 황체기 보강에 들어가 프로게스테론 제제를 경구 투여하거나 근육 주사로 맞게 되는데, 주사 제제는 일명 '돌덩이 주사'라고 하여 주사 맞은 자리가 돌덩이처럼 굳어지는 후유증을 겪게 됩니다. 따라서 많은 여성이 시술 과정에서 가장 고통스러운 부분이라고 이야기합니다.

⑤ 임신 확인 및 유지

배아 이식 후 11~12일째, 임신 확인을 위해 혈액 검사를 합니다. 임신을 확인한 경우, 2~3회 더 혈액 검사를 하여 임신이 확실해지면 1~2주 후 초음파로 태낭이 있는지 확인하고, 임신 제5~6주경에 초음파로 자궁 내 임신을 확인하며, 이후는 일반적인 자연 임신과 같습니다.

이 장에서는 양방 난임 치료 중 시험관 시술에 대해 알아보았습니다. 다음 장에서는 한방 난임 치료 방법과 과정을 살펴보겠습니다.

난임의 한의학적 치료
및 양방 치료와의 연계 6

한방 난임 치료

이제 한의학을 통한 난임 치료 원리와 방법에 대해 알아보겠습니다. 동의보감에 따르면 "임신을 하려면 여자는 조경(調經)부터 하고 남자는 양정(養精)부터 해야 한다."라는 말이 있습니다. 이는 평소의 몸 관리와 부부관계 당시의 컨디션 등이 매우 중요하다는 뜻입니다.

만약 자연 임신이 어려워 인공 수정이나 시험관 시술 등을 하게 되더라도 성공 확률을 높이기 위해서 난자와 정자, 자궁을 조금이라도 더 건강하게 만드는 것이 중요합니다. 한의학에서는 침, 뜸, 한약을 통해 예비 부모님들의 정자와 난자, 자궁을 더욱 튼튼하게 만들어드릴 수 있습니다.

① 여성 난임

침구 치료와 함께 평소 탕약을 주기적으로 복용하여 월경 주기를 맞추는 것이 치료의 첫걸음입니다.

충임맥(衝任脈)이 허하여 월경이 고르지 못하고 가슴과 손·발바닥이 달아오르며 입이 마르고 아랫배가 차며 오랫동안 임신하지 못한 환자, 또는 칠정상(七情傷 : 스트레스나 기분 변화에 따라 몸을 상하는 것)으로 월경이 고르지 못하고 늘 아랫배가 차서 임신하지 못하는 환자에게는 한약의 도움이 효과적일 수 있습니다.

또한, 임신 전 몸 관리뿐만 아니라 착상 확률을 더 높이거나 착상 후의 관리에도 한약은 많은 도움이 될 수 있습니다.

② 남성 난임

남성 난임은 정자의 질을 개선하는 것과 발기 부전, 사정 불능 등의 성 기능 장애를 치료하는 것이 중요합니다. 이는 일반적으로 말하는 '정력'이라는 것과 관련이 있습니다. 전통적으로 정력을 좋게 만드는 한약은 필요에 따라 녹용을 첨가하기도 합니다. 부부관계 또는 정자 채취 이전 3개월부터 꾸준히 장복하는 것이 좋습니다.

생활 관리

① 비만

여성에게는 다낭성 난소 증후군 등 내분비계 교란의 위험을, 남성에게는 음경 길이의 단축 및 정력 약화, 고환 온도 상승의 위험을 가져올 수 있습니다.

비만이 끼치는 악영향은 오히려 남성에게 더 크다고 볼 수 있습니다. 고환의 온도가 1도 내려갈 때마다 정자의 운동성이 20% 이상 증가한다는 연구 결과도 있습니다(따라서 고환에 냉찜질하는 것도 좋은 방법입니다).

② 흡연, 음주

흡연과 음주 역시 남녀 모두에게 악영향을 끼치는데, 이 또한 남성에게 더욱 치명적이므로 임신 시도 또는 정자 채취 3개월 전부터는 금하는 것이 좋습니다.

③ 운동

여러 운동이 다 도움이 되지만 가장 추천되는 것은 걷기입니다. 야외에서 걷게 되면 자연스레 임신에 도움이 되는 비타민 D를 섭취할 수도 있고, 여성의 경우 많이 걸을수록 임신에 한 걸음 더 다가가는 것으로 생각하는 것이 좋습니다. 하루에 1시간 이상 걷는 것을 추천합니다.

④ 식생활

엽산, 비타민 D 등은 남녀 모두에게 도움이 되므로 꾸준히 복용하세요. 기름진 음식, 맵고 짠 자극적인 음식은 좋지 않습니다. 남성의 경우 익힌 토마토를 꾸준히 먹는 것이 좋은데, 실제로 정자의 수를 늘리고 질을 향상하는 데 큰 도움이 됩니다.

여성은 마음을 잘 다스려야 합니다. 이는 온 가족이 도와줘야 가능하며, 특히 남편의 이해와 도움이 필요합니다. 난임으로 인한 스트레스로 칠정상이 겹쳐지면 더더욱 임신 확률이 낮아질 수 있습니다.

지금까지 임신의 과정, 난임의 개념, 양방과 한방의 난임 치료 과정, 마지막으로 일반적인 생활 관리에 대해 알아보았습니다. 임신과 출산은 개개인의 가치관에 따라 필요한 것일 수도 있고 아닐 수도 있습니다. 대단한 사명감이나 국가적인 숙제보다도 개인의 행복을 우선하며 난임을 대하면 건강하고 예쁜 아기를 만나는 날은 멀리 있지 않습니다.

제3부

경희대학교 한의학과 졸업
서울대학교 기계설계학과 졸업
대한연부조직한의학회 교육 위원
코숨한의원네트워크 중랑점 대표 원장
경희미르한의원 중랑점 대표 원장

한진수 원장

발바닥 통증의 대표,
족저근막염

오래 서 있거나 장시간 걸어서 일하시는 분 중에 발바닥 통증으로 고생하는 분을 자주 볼 수 있습니다. 발바닥 통증을 유발하는 질환은 다양하지만, 그중 흔히 볼 수 있는 질환인 족저근막염(Plantar Fasciitis)에 대해 알아보도록 하겠습니다.

족저근막염을 생각하면 대기업 쇼핑몰에 근무하던 한 직원이 항상 떠오릅니다. 서 있는 경우가 많고 야근도 잦으면서 생활도 다소 불규칙한 직원이었습니다. 처음 내원했을 때 양쪽 발바닥 모두 통증이 있었고, 오랫동안 참으며 지내 왔다고 했습니다. 진찰 결과 족저근막의 종골(발뒤꿈치뼈 이름) 부착부에 압통이 명확하고 다른 곳에는 압통이 없었습니다. 압통처 중심으로 침, 뜸, 부항 치료를 4회 정도 하니 거의 통증이 소실되었고 매우 만족하며 치료를 중단했습니다.

그런데 직업 특성상 발바닥 하중이 계속 반복되어 대략 4~5개월 지나면 다시 재내원하여 치료를 받았습니다. 이런 과정을 수년에 걸쳐 반복했었는데, 제가 이직하면서 그 환자분의 소식은 끊기게 되었습니다.

지금까지 말씀드렸던 내용에서 족저근막염에 대한 설명이 어느 정도 나왔다고 생각되지만, 기본적인 사항을 다시 정리해 보도록 하겠습니다.

족저근막염은 발바닥 뒤축에 통증이 발생하며, 종골이라 불리는 발뒤꿈치뼈의 종골 결절(Calcaneal Tuberosity)의 앞쪽 돌기에서 기시하는 족저근막으로부터 발생합니다. 뼈와 근막 모두에서 염증이 발생하며 근막부에는 만성적인 퇴행성 변화가 오기도 합니다. 여성이 남성보다 2배 정도 더 많이 발생하며 체중이 많이 나갈수록, 오래 서서 일할수록 자주 발생합니다.

족저근막염은 인체의 구조적인 문제로 나타나기도 하나, 실제로는 과도한 발의 사용이 원인이 되는 경우가 대부분입니다. 예를 들면, 평소에 운동량이 적은 사람이 과도한 운동을 할 때나 마라톤, 장거리 조깅, 배구나 농구 등의 발에 순간적인 힘이 요구되는 운동, 과체중, 오래 서 있기 등으로 족저근막에 부하가 많이 가해지면서 염증이 생기게 되는 경우가 흔합니다.

전형적인 증상은 아침에 첫발을 내디딜 때 혹은 앉았다가 일어날 때 가장 심한 통증을 느끼는 것입니다. 이는 근막이 스트레치가 되면서 나타나는 것인데, 통증은 발뒤꿈치 안쪽에 발생하는 경우가 대표적이고, 종골 결절 부위를 누르면 압통이 분명하게 나타납니다. 가만히 있으면 통증이 없다가 움직이면 통증이 발생하고 어느 정도 움직이면 서서히 통증이 줄어드는 양상이 많습니다. 그리고 체중이 과하게 실리지 않으면 증상은 점차 좋아지는 특성이 있습니다.

진단은 주로 신체 검진으로 합니다. 발뒤꿈치 종결 결절 부위의 압통처를 찾으면 진단이 가능하고, 족저근막을 따라 발바닥 전반적으로 통증을 보이기도 합니다.

감별 진단해야 할 질환은 다음과 같습니다.
① 신경 포착 증후군(족근관 증후군, 내측 종골지(경골 신경), 벡스터 신경 포착 증후군)
② 지방패드 증후군
③ 아킬레스건염
④ 종골의 피로 골절
⑤ 시버병(Sever's disease)

그러면 치료는 어떻게 해야 할까요? 환자의 95% 이상이 보존적 치료로 완치됩니다. 수술적 치료는 적어도 6개월간의 보존적 치료를 한 후 고려해 봐야 합니다. 초기에는 기능성 깔창을 사용하거나 아킬레스건과 발바닥 근막의 스트레칭이 효과적입니다.

참고로 아킬레스건 스트레칭은 다음과 같이 합니다.

① 벽을 바라보고 서서 양쪽 팔을 편 상태로 손바닥을 벽에 대고 건강한 발을 앞으로 내디딘 상태로 섭니다.

② 상체를 서서히 앞으로 기울이는데, 이때 중요한 점은 뒤에 있는 발의 뒤꿈치는 바닥에 닿아 있어야 하며 무릎은 편 상태가 되어야 한다는 것입니다.

③ 이 동작을 하는 동안 발의 아치와 아킬레스건이 스트레칭 되는 것을 느낄 수 있습니다.

④ 1회의 스트레칭마다 10초 정도 유지하며 하루에 20회 정도 반복합니다.

하지만 이런 스트레칭으로도 별다른 효과가 없다면 전문적인 치료를 받는 것이 좋겠습니다. 일반적으로, 한의원에서는 종골 결절의 압통처를 찾아 그곳에 침 및 약침 치료를 하고 부항, 뜸, 한약을 병행하여 치료하고 있습니다. 물론 이 방법 외에도 다른 방법이 있을 수 있다는 것을 미리 말씀드립니다.

혹시 발뒤꿈치 통증이 나타나는데, 아침에 첫발 내디딜 때 통증이 심하다면 족저근막염을 의심해 보고 주위 한의원에 내원하셔서 전문적인 진단을 받아보시는 것이 좋겠습니다. 발의 건강을 잘 유지하여 몸도 마음도 편안하시길 바랍니다.

아래 다리의 감각 이상과
Foot Drop

불편을 많이 일으키는 질환 중에 아래 다리 외측의 감각이 이상하고 심할 경우 Foot Drop 되는 질환이 있습니다. 이 질환은 주로 아래 다리 외측에 있는 비골 신경의 문제로 발생하는데, 기억에 남는 환자분이 있어 같이 알아보고자 합니다.

다음은 제가 치료한 케이스입니다.

개원하고 얼마 되지 않아 내원한 여성 환자분은 50대 초반쯤 되는 분이셨습니다. 20년 전쯤 과음하고 좌측으로 누워서 잠을 잤는데, 그 다음 날부터 좌측 아래 다리 외측 및 엄지발가락 주변으로 감각이 이상하고, 발가락이 잘 움직이지 않는 증상이 발생하였다고 했습니다. 아래 다리 외측은 천비골 신경이 주로 담당하는 부위였고, 엄지발가락 부위는 심비골 신경이 담당하는 부위였으며, 발가락이 잘 움직이지 않는 증상(실제로는 발가락 신전)은 심비골 신경과 관계되는 부위이기 때문에 총비골 신경의 이상으로 판단하였습니다.

그런데 20년이나 된 질환이라 원인은 알겠으나 쉽게 개선될 것으로 생각되진 않아, 환자분께 좀 오래 치료해야 할 것 같고 경과를 지켜봐야겠다고 말씀드리고 치료를 시작했습니다. 총비골 신경이 갈라지는 부위 및 천비골 신경, 심비골 신경으로 가는 주행 라인으로 치료하였고, 주로 침 치료 및 부항 치료로 진행하였습니다. 뜻밖에도 3번 치료 후 감각이 거의 돌아왔고 발가락 움직임도 상당히 개선되었습니다. 아마 병력은 오래되었으나 질병 자체는 가벼운 상태였던 것 같습니다. 이분은 지금도 고관절 수술 등의 병력이 있어 가끔 내원하시는데, 조금 상태가 나빠지면 한두 번씩 치료하고 계십니다.

위의 케이스처럼 비골 신경이 포착되어 생기는 질환 중 대표적 질환인 Foot Drop에 대해 살펴보겠습니다. 위에 설명한 환자는 Foot Drop의 전형적인 증상은 아니고 가볍게 발가락 신전근이 포착된 경우라고 생각됩니다.

그럼 우선 비골 신경(Fibular Nerve)에 대해 알아보겠습니다.

총비골 신경(Common Fibular Nerve)은 L4, 5, S1, 2 레벨에서 나와서 경골 신경(Tibial Nerve)과 같이 좌골 신경(Sciatic Nerve)을 형성하고, 대퇴 후면으로 내려오다가 오금 위에서 천(Superficial)비골 신경, 심(Deep)비골 신경으로 갈라지게 됩니다. 천비골 신경은 아래 다리의 외측 및 발등의 감각과 발목의 외번 작용을 하고, 심비골 신경은 엄지발가락과 둘째 발가락 사이(태충혈 부위)의 감각과 발목의 배측 굴곡 및 발가락의 신전을 담당하고 있습니다.

즉, Foot Drop은 심비골 신경의 포착이 발생할 때, 나타날 수 있는 증상 중 하나입니다. 그렇다고 해서 Foot Drop이 심비골 신경의 포착으로만 발생하는 것은 아닙니다. 더 상위 레벨의 문제로 발생할 수도 있기 때문입니다.

위 환자의 경우처럼 일상적인 물리적 압박이나 교통사고와 같은 무릎 손상, 좌골 신경 손상, 고관절 치환술 이후에도 나타날 수 있습니다. 더 상위로 올라가면 허리디스크가 L4, 5번 레벨의 신경을 누르면 나타날 수도 있습니다. 그리고 뇌졸중으로도 나타날 수 있습니다.

총비골 신경 손상의 또 다른 대표적 증상으로 하퇴외측의 감각 소실이 있을 수 있는데, 통증이 없는 게 특징입니다.

그런데 비골 신경이 비골두 밑으로 지날 때 피부에서 얕은 상태로 지나기 때문에 외부의 압력에서도 쉽게 신경 압박이 발생하기도 합니다. 즉, 혼수상태 환자나 장기간 침상 안정, 석고 고정, 무릎 보장구 등을 착용하거나 위 환자의 경우처럼 일상적인 눌림에 의해서도 나타날 수 있습니다.

감별 진단은 근전도 검사를 통해 어느 부위에서 문제가 되었는지 판단할 수가 있습니다. 그러나 한의원은 근전도 검사를 하기 어려운 환경이라 경골 신경의 압통 여부로 좌골 신경 문제인지 비골 신경 문제인지 감별하고, 더 위로는 L4-5, L5-S1의 후관절 압통 여부로 요추 레벨 문제인지를 판단하고 있습니다.

대개 침 치료, 전침 치료, 부항, 물리 치료, 테이핑 요법(테이핑 고정) 등으로 치료하며, 심할 경우 보조기로 치료하고 있습니다. 다만 4~6개월 정도 보존적 치료를 해도 호전이 없고, 공간 압박 소견이 확인되면 수술적 치료를 권장하고 있습니다.

비골 신경 손상을 예방하기 위해서는 꽉 조이는 바지를 오래 입지 않는 것이 좋으며, 무릎 보호대를 장시간 착용하는 것과 다리 꼬는 자세도 피하시는 게 좋겠습니다.

우측 사진은 처음에 소개했던 환자의 치료 예입니다. 자침 위치는 총비골 신경이 비골두를 지나는 곳과 천비골 신경, 심비골 신경이 주행하는 곳 중 압통이 심한 곳, 그리고 하신전지대 및 태충혈입니다.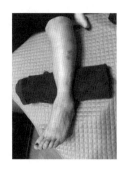

03

운동선수들에게 자주 나타나는
Jumper's Knee

이번에는 Jumper's Knee에 대해 알아보겠습니다. 이름에서 벌써 알 수 있듯이 뛰는 동작(무릎에 순간적으로 큰 힘이 걸리는 동작)이 많은 운동을 할 때 나타나는 질병입니다. 의학적으로는 슬개건염(Patellar Tendinitis) 혹은 심해지면 슬개건증(Patellar Tendinosis)라고 합니다.

흔한 질환은 아니지만, 기억에 남는 어린 학생이 있어서 설명해 드리고자 합니다. 제가 부원장으로 근무할 때 한의원에 내원하던 학생입니다. 초등학교에 다니고 교내 축구 선수였으며 우측 무릎 통증을 호소하던 학생입니다. 주요 압통처는 슬개 인대가 경골에 붙는 경골조면 부위였습니다. 다행히도 어린 학생이 침 맞는 걸 두려워하지 않고 축구를 해야 한다는 생각이 강해 치료가 잘 되었습니다. 압통이 현저한 부위에 자침을 하고 주변에 습부항을 하면 2~3회 정도면 통증이 소실되었습니다. 운동선수라 그런지 재발이 잦아 수개월에 한 번씩 내원해서 치료받았던 기억이 납니다.

그럼 Jumper's Knee를 살펴보기 전에 관련 구조물인 슬개 인대 (Patellar Ligament)부터 알아보겠습니다. 의학적으로는 슬개 인대는 슬개 골에서 경골조면까지 이어 주는 인대를 말합니다. 그런데 이 부분은 대퇴사두근이 슬개골을 감싸고 경골조면에 부착하게 됩니다. 이 슬개 인대(대퇴사두근건 포함)가 일부 손상이 되어 염증이 발생하는 것을 슬 개건염, 더 심해져서 슬개 인대의 변형까지 초래되면 슬개건증이라고 하고, 이것을 Jumper's Knee라고 합니다.

슬개인대(대퇴사두근건 포함) 중에 주로 손상이 되는 부위는 슬개골 상연과 하연 그리고 경골조면 부위입니다. 우리가 흔히 사용하는 줄 을 보더라도 주로 끊어지는 곳이 양쪽 끝의 부착되는 곳입니다. 이런 양 끝에 응력이 집중되기 때문입니다. 슬개 인대도 비슷하게 뼈에 붙 는 부착 지점에 주로 손상이 나타납니다.

증상은 슬개골 양측 또는 상부나 하부 끝 부위에 통증이 존재하는 것입니다. 경사진 곳을 걸어 내려가거나 계단을 내려갈 때 통증이 증 가하고 특히 도약 같은 동작이 통증을 심하게 하며, 휴식 및 열 찜질 은 통증을 감소하게 합니다.

이학적 검사상 사두근이나 슬개골건에 압통이 있고, 관절의 삼출 양상도 보이고, 능동 저항 검사에서도 양성이 나오게 됩니다.

검사법으로는 모든 무릎 통증에 단순 방사선 촬영을 시행해 볼 수 있습니다. Jumper's Knee가 의심되면 슬개골건의 건증(Tendinosis)를 잘 보여 주는 MRI 검사를 해 볼 수도 있습니다. 한의원에서는 실제로 압진만으로도 어느 정도 확인할 수 있으나 필요한 경우에는 영상 진단을 의뢰합니다.

치료법으로는 침, 전침, 약침, 부항, 온열 요법, 테이핑 요법 등을 사용해 볼 수 있습니다. 가장 압통이 심한 곳을 찾아서 직접 자침하면 되는데 건증까지 간 경우가 아니면 수회 치료하면 대체로 좋아집니다.

치료하는 동안 무릎에 부담이 갈 수 있는 운동은 피하는 것이 좋고, 온열 찜질을 하는 것도 좋은 방법입니다.

여름 양생법(養生法) 1

최근 들어 여름이면 무덥고 습한 날씨가 더욱 기승을 부립니다. 지구 온난화의 영향 때문인지 우리나라의 여름 날씨도 해가 갈수록 덥고 습해지며 그 기간도 길어지는 것 같습니다. 이러한 여름에는 어떻게 생활하는 것이 건강에 좋을지 알아보고자 합니다.

한의학에서는 몸을 튼튼하게 하고 질병을 예방하고 무병장수하게 하는 방법을 양생법이라고 합니다. 따라서 여름을 건강하게 보낼 수 있는 여름 양생법에 대해 알아보도록 하겠습니다.

먼저 과거 선현들은 여름에 대해 어떻게 생각했을까요?

동의보감에 있는 내용을 먼저 살펴보겠습니다.

동의보감-신형문-사기조신에 보면 여름에 대해 이렇게 서술되어 있습니다.

"여름 석 달을 번수(蕃秀)라고 하는데, 하늘과 땅의 음기와 양기가 만나니 만물이 꽃 피우고 열매를 맺는다. 이때는 밤에 잠자리에 들고 아침에 일찍 일어난다. 햇볕을 지겨워하지 말고, 성내지 말고, 꽃봉오리를 피어나게 해야 한다. 기를 내보내며 아끼는 것이 밖에 있는 것처럼 한다. 이것이 여름 기운에 호응하는 것이니 양장(養長)의 방법이다. 이것을 지키지 않으면 심(心)을 상하고, 가을에 학질에 걸려 거두는 힘이 적어지며, 겨울에 중병이 든다."

또, 동의보감-신형문-사시절의에 보면,

"사계절 중 여름에 조리하기 힘든 것은 음이 속에 숨어들어 배가 차갑기 때문이다. 신(腎)을 보하는 약이 없어서는 안 되고 차가운 음식을 먹지 말아야 한다. (중략) 여름은 사람의 정(精)과 신(神)이 약해지는 계절이다. (중략) 그러므로 여름에는 나이에 상관없이 모두 따뜻한 음식을 먹어야 한다. 그래야만 가을에 곽란으로 토하고 설사하는 우환을 겪지 않는다. 뱃속이 늘 따뜻한 사람은 자연히 모두 질병이 생기지 않고 혈기가 왕성해진다."

라고 되어 있습니다.

동의보감에도 나오는 것처럼 옛날에도 여름은 양생하기 어려운 때였습니다. 날씨가 무더워 땀을 많이 흘리고, 기운이 처지고 식욕은 없어지며 찬 것을 많이 찾게 되어 설사하는 등 몸이 허하기 쉽기 때문입니다.

그럼 이처럼 허해지기 쉬운 여름을 건강하게 보내는 방법을 뭘까요?

한의학에서 말하는 여름 양생법은 다음과 같이 4가지 정도로 요약할 수 있겠습니다.

첫째, 화내지 말아야 합니다.

여름은 오행 중 화(火)가 매우 강한 계절입니다. 그래서 열기도 강할 뿐 아니라 발산하는 성질이 강해 몸에 있는 기운이 몸 밖으로 빠져나가기 쉬운 계절입니다. 특히 우리 몸을 이루는 오장 중 심장(心臟)(火에 속함)이 영향을 많이 받게 되는 계절입니다. 그런 상황에 화를 내게 되면 심화(心火)가 더욱 왕성해지게 되어 심기(心氣)를 손상시킬 수 있어 질병에 취약해집니다. 그러므로 호흡을 조절하고 마음을 안정시켜 항상 얼음과 눈이 마음속에 있는 것처럼 해야 한다고 했습니다. (攝生消息論·夏季攝生消息)

둘째, 목욕은 하루에 한 번 정도 하되 미지근한 물로 해야 합니다.

여름에는 더운 여름철에 받은 열기가 몸속으로 많이 들어오게 됩니다. 선현들은 몸에 들어온 이러한 열기를 일을 통해 밖으로 발산해서 내보내야 한다고 생각했습니다. 그래서 아침에 일찍 일어나서 다른 계절에 비해 더 많이 일하도록 권장했습니다. 그리고 너무 차가운 물로 목욕하면 피부에 있는 땀구멍이 수축하여 막히면서 이러한 열이 밖으로 발산되지 못해 체내에 응축되어 병이 될 수 있다고 생각했습니다. 그렇다고 더운물로 너무 자주 목욕하면 땀이 과도하게 흐르게 되어 체액의 손상을 유발하게 되어 풍(風)을 야기할 수 있다고 경고했습니다. 그래서 체온과 비슷하거나 조금 낮은 온도의 물로 하루 한 번 정도 목욕하는 것이 몸에 무리를 주지 않는 방법이라고 했습니다. (素問·離合眞邪論, 混俗頤生錄·夏時消息)

셋째, 잠든 후에 계속 찬바람을 쐬지 않도록 해야 합니다.

여름에 덥다고 밤에 선풍기를 켜 두고 잠자리에 드는 분들도 있습니다. 적당한 시간 동안 이렇게 하는 것은 잠드는 데 도움을 줄 수 있지만 잠자는 동안 계속 선풍기를 틀어 두는 것은 풍사가 몸속에 침범할 수 있어 질병이 엄중해질 수 있으니 조심할 것을 말하고 있습니다. (攝生消息論·夏季攝生消息)

넷째, 찬 것을 많이 먹지 말아야 합니다.

앞에서도 말했듯이 여름은 발산이 많이 되는 계절입니다. 그래서 몸에 있는 에너지가 밖으로 발산되어 몸 내부는 에너지가 적어지게 됩니다. 이러한 때에 찬 음식을 먹게 되면 우리 몸 내부가 더욱 차게 되고 내장 기능이 떨어져 소화가 원활히 되지 않게 되고 심하면 설사를 하거나 토하게 된다고 했습니다. 그래서 노소를 불문하고 반드시 따뜻한 음식을 먹어서 배를 따뜻하게 할 것을 권장하고 있습니다. (三元延壽參贊書·四時調攝)

특히 네 번째 내용은 현대에 아주 중요한 내용이 되었습니다. 요즘은 냉장고가 대중화되어 언제라도 얼음물을 마실 수 있어 몸을 더욱 냉하게 만들고 있습니다. 옛날 선현들은 현재 기준으로 보면 조금 차가운 음식도 주의하라고 하였는데, 현재는 얼음물을 그냥 마실 수 있어 훨씬 몸을 상하기 쉬운 상태가 되었습니다. 따라서 음식을 드실 때 조금 더 주의가 필요합니다.

여름 양생법(養生法) 2

이번에는 여름에 좋은 보양식과 한방차를 소개해 드리겠습니다. 대표적인 여름 보양식으로는 삼계탕, 장어구이, 추어탕 등이 있습니다.

삼계탕은 인삼과 닭을 주재료로 해서 황기, 당귀, 대추, 마늘, 찹쌀, 밤 등의 한약재를 추가한 요리입니다. 한약재 중 원기를 가장 많이 보할 수 있는 인삼에 따뜻한 성질의 닭이 들어가 있어 속이 냉한 사람에게 아주 좋은 요리라고 할 수 있겠습니다.

장어와 미꾸라지는 고단백 음식의 대표라고 할 수 있습니다.

장어는 동의보감에 "오장이 허손된 것을 보하고 노채(현대의 폐결핵)를 낫게 한다"고 되어 있습니다. 또, 고사에 여자가 노채에 걸려 관속에 넣어 강물에 띄워 보냈는데, 어부가 관을 건져 뱀장어를 끓여 먹여 살렸다고 되어 있을 정도로 보양식으로 좋습니다.

또한, 추분이 지나고 찬바람이 돌기 시작할 때 논 둘레에 도랑을 파서 겨울잠 자려는 살진 미꾸라지를 많이 잡을 수 있었는데, 여름철 더위와 일에 지친 농촌 사람들에게 요긴한 동물성 단백질 공급원이었습니다. 현대에는 거의 양식되거나 수입되고 있어 가을이 아니더라도 먹을 수 있는 보양식이라고 할 수 있습니다.

여름에 마실 수 있는 대표적인 한방차로 생맥산(生脈散)이 있습니다.

당나라 명의 손사막은 여름철에 항상 생맥산을 차 대신 마셨다고 하고, 금원사대가 중 한 사람인 이동원은 생맥산에 황기, 감초를 첨가하여 여름철에 국 대신 마시면 폐와 신을 자윤하고 원기를 강장시킬 수 있어 사람에게 매우 좋다고 하였습니다.

생맥산은 맥을 생하게 한다는 의미로, 여기서 맥은 원기를 말합니다. 약재는 맥문동, 인삼, 오미자로 구성됩니다. 인삼은 인체의 원기를 북돋워 체력을 증강시키고, 맥문동은 몸속의 폐음을 보하며 심혈을 없애고 비위의 기능을 도와 진액을 생기게 하며, 오미자는 땀을 멎게 하고 기운을 안으로 수렴시켜 땀을 그치게 합니다. 여름철에 식욕이 유난히 떨어지거나 더위를 많이 타서 땀을 잘 흘리는 사람에게 좋은 한방차입니다.

무더위가 계속되는 나날입니다. 더위로 지치고 힘든 여름에 한의학에서 말하는 양생법으로 더욱 건강한 여름이 되시길 바랍니다.

제4부

경희대학교 한의학과 졸업
전) 경기도의료원 수원병원 한의과 진료
전) 지리산쌍계한의원 진료원장
코숨한의원네트워크 관악 낙성대점 대표 원장
경희미르한의원 낙성대점 대표 원장

김효태 원장

많이 들어본 공진단,
어떤 약인지 알아볼까요?

한의학, 한약에 대해 잘 모르는 분이라도, 한약 처방 한두 가지는 들어보신 분들이 많으십니다. 쌍화탕, 십전대보탕, 우황청심환, 경옥고, 공진단, 이 가운데 한두 가지는 귀에 익으시지요? 이 장에서는 그 중에서도 시중에서 귀하고 비싼 약으로 알려진 공진단에 대해 언급해 볼까 합니다.

공진단은 중국 원나라 때 의사 위역림의 집안에서 내려오던 보약 처방으로, 사향, 녹용, 산수유, 당귀가 처방을 구성합니다. 공진단은 오장 중에서도 간장과 신장을 주로 튼튼하게 해주는 보약으로, 인체의 가장 깊은 곳에 있는 원기를 보충해 줍니다.

사향은 사향노루 수컷의 향낭에서 분비되는 분비물을 말린 것으로 향이 엄청나게 강한 약재입니다. 한의학에서 향기가 있는 약재는 대부분 순환시키거나 기운이 멈춰 있는 상태를 개선해 주는 역할을 하는 경우가 많은데, 사향은 아주 강한 향을 가지고 있어 마음과 머릿속이 멍하고 기운이 없는 상태를 풀어 주고 깨워 주는 역할을 합니다. 사향노루는 국제 협약에 따라 수렵에 제한이 있는 동물이라서 사향의 수급도 제한적입니다. 따라서 진품보다 가짜 제품이 많아서, 꼭 정부의 통관 허가를 받은 제품을 써야 합니다. 그래야 효과가 보장됩니다.

녹용은 사슴과 중 매화록, 마록 등의 머리에서 자라고 있는 뿔을 이야기하는데, 성장하는 힘이 강한 약재라서, 양기를 보충하고, 뼈를 튼튼하게 하며 피로를 풀어 주는 효과가 큽니다. 녹용은 러시아산 녹용을 일반적으로 최상품으로 보는데, 그중에서도 자라고 있는 성장점에 가까운 부분에 유효 성분이 가장 많이 있다고 알려져 있습니다.

당귀는 보혈 효과를 지닌 대표적인 약재로, 오장 중 간장의 에너지를 보강해 주는 역할을 하며, 한의원에서 가장 많이 쓰는 약재 중 하나입니다.

마지막으로 산수유는 간신을 보강하고, 달면서도 신맛이 있어서 밖으로 새어 나가는 기운을 막아 주는 약재이며, 역시 한의원에서 빈도 높게 쓰이는 약재 중의 하나입니다.

간략하게 이야기해서 공진단이라는 처방은 간신(肝腎)을 보강해 주는 약재에 순환 개선제가 포함된 보약으로 설명할 수 있습니다.

하지만 사향, 녹용이 들어가는 고가의 약이라 접근성이 떨어지는 것도 사실입니다. 그래서 방약합편이라는 처방 서적 내용에 따라, 고가의 사향 대신 목향을 사용하여 공진단을 만드는 경우도 있는데, 이것이 소위 말하는 '목향 공진단'입니다. 목향은 소화를 도우면서 머리를 맑게 해 주는 효과도 있는 약재입니다. 사향을 대신해서 들어가는 약재이며 요즘 말로 "가격 대비 성능비"가 좋은 구성을 이룹니다. 사향 공진단보다 훨씬 저렴한 비용으로, 효과는 거의 근접하게 볼 수 있으니, 훌륭한 구성입니다.

공진단의 용도를 문헌에서만 찾자면, 선천적으로 허약한 사람이나 피로를 자주 느끼는 사람이 수시로 복용할 수 있는 약 정도로 요약할 수 있습니다. 이를 토대로 우리 일상으로 용도를 확장해 보자면,

- 피곤하거나 체력이 회복이 안 될 때 : 20일간 하루 1환
- 장기 여행을 가실 때 : 여행 중 매일 하루 1환
- 수험생 : 큰 시험을 앞두고 10~20일간 하루 1환
- 골프 라운딩 : 라운딩 전 1환
- 야근이나 저녁에 매우 피곤할 때, 혹은 장기 운전 시, 1환씩 복용

정도가 될 수 있습니다.

필요하다면 운동으로, 필요하다면 보약으로 건강을 챙기시는 좋은 계절이 되시기 바랍니다.

뻣뻣한 어깨와 뒷목,
조금 편하게 살 수 없을까요?

직장 생활을 하시는 분들이라면 대개 직업병이 있습니다. 매일 출근하여, 같은 자세, 같은 동작을 반복하면서 특정 근육을 많이 쓰기 때문에 직업병이 온다고 보면 됩니다. 제 진료실에는 사무직이 많으신지, 어깨 뭉침이나 어깨 결림으로 내원하는 분들이 많습니다.

이런 어깨 결림은 왜 오게 될까요?

사람의 머리 무게는 대략 5㎏ 안팎으로 알려졌습니다. 고개를 들고 컴퓨터를 본다는 것이 별거 아닌 것 같아도 목과 어깨의 많은 근육의 협동으로 가능한 일이지요. 오랜 시간, 같은 자세로 컴퓨터를 보거나 공부를 하거나 손으로 작업하거나 하는 등의 일은 목과 어깨의 근육들이 머리 위치를 계속 유지하게끔 힘을 쓰게 만듭니다. 따라서 일하는, 공부하는 "자세"가 중요한 문제가 됩니다.

사람은 눈앞에서, 또는 눈 아래에서 일하는 경우가 많아서 집중하게 되면 어깨 위에 있던 머리가 점점 앞으로 기우는 경우가 많습니다. 이 상태가 오래되면, 소위 거북목 자세가 되고, 일자목이 되는 것도 이것의 연장선에 있습니다. 그런데 이 무거운 머리가 어깨 위에 있을 때는 근육들이 힘을 덜 써도 자세 유지가 되는데, 머리가 어깨에서부터 앞으로 나올수록 어깨나 목의 근육의 노동 강도가 심해집니다. 이 상황이 만성화된 것이 일반적인 어깨 뭉침입니다.

우리가 "목디스크"라는 이름으로 많이 들어 본 경추 추간판염도 이런 어깨 뭉침의 연장선에 있습니다. 어깨 뭉침의 주범인 승모근은 경추부까지 이어져 있는데, 이 부분 근육에 순환이 잘 안 되는 것이 경추부 추간판염으로 이어지는 경우도 있습니다. 따라서 만성적인 어깨 뭉침을 소홀히 여기기 쉽지만, 더 진행할 수 있는 상태이기 때문에 마냥 가볍게만 여기면 안 될 것입니다.

이런 어깨 뭉침을 덜 자주 찾아오게 하기 위해서는,

첫째로 턱을 당기고 머리를 어깨 위에 올려놓는 연습을 자주 해야 합니다. 사진관에서 증명사진 찍을 때, 자꾸 턱 당기라고 하는 말을 떠올리시면 쉽습니다.

둘째로 가슴을 펴는 자세를 유지하도록 항상 노력해야 합니다. 글을 읽으면서 해 보시면 알겠지만, 가슴을 활짝 편 상태로는 일자목 자세를 하는 것이 오히려 어렵습니다. 가슴을 펴면 머리는 자연히 어깨 위로 복귀하기 쉬워집니다.

셋째로 짧은 시간 의자에 앉아서 쉴 때, 고개를 뒤로 젖히고 쉬는 연습을 하시면 좋습니다. 평소 수축되어 있던 목 앞쪽의 근육을 스트레칭한다는 점에서도, 목 뒤의 근육에게 휴식의 시간을 준다는 측면에서도 좋은 방법입니다.

마지막으로 그럼에도 불구하고 남아 있는 완고한 어깨 뭉침은 물리적인 자극으로 풀어 주면 도움이 됩니다. 얕은 부위는 가벼운 물리 치료나 마사지로도 도움을 받을 수 있고, 더욱 깊은 부위까지의 뭉침은 침 시술이나 추나 시술을 함께 받는 것이 도움됩니다.

오늘도 보람된 하루를 살아가는 분들 모두 모두 뻣뻣함 없는 건강한 어깨와 함께하기를 바랍니다.

아파서 잠도 못 자게 하는 대상 포진,
어떻게 대처해야 할까요?

대상 포진은 건강에 조금만 관심이 있는 분들이라면 이제 익숙한 병명일 것입니다. 대상 포진이 시작되는 순간은 여타 통증과 비슷합니다. "어제부터 등에 담 걸린 것 같아요.", "허리와 엉치가 갑자기 아파요."처럼 일반적인 통증 호소와 다를 바가 없지요. 하지만 시간이 지나면서 통증의 양상이 '날카롭고 아린 느낌'으로 된다거나 통증의 방향이 왼쪽 오른쪽 중 한쪽으로 띠처럼 나타난다거나 하는 것으로 대상 포진을 진단합니다. 그 이후 통증 부위에 물집들이 올라오면, 확실한 것이지요. 대상 포진은 수두 바이러스가 우리 몸의 신경 중 일부분을 감염시켜서, 그 신경의 분포 부위에 따라 통증이 심하게 느껴지는 병입니다.

대상 포진은 신경이 감염되는 병인 만큼 우리 몸 신경의 어느 부위에나 생길 수 있지만, 가장 흔한 부위는 가슴과 복부의 오른편 혹은 왼편입니다. 하지만 만약 얼굴이나 눈, 코 주위에 생긴다면, 최악에는 시력을 잃을 가능성도 있기 때문에, 치료를 필수적으로 받아야 합니다. 또 귀 뒤가 아프면서 안면 마비가 왔는데, 대상 포진 바이러스가 개입되었다면, 이는 단순 안면 마비가 아니라 람세이 헌트 증후군이라는 다른 이름을 붙이며, 일반적인 안면 마비보다 통증도 심하고, 완치의 가능성도 낮아서 예후가 좋지 않습니다.

대상 포진 치료를 이야기하기에 앞서서 예방 방법을 알아보겠습니다. 대상 포진은 신경절에 여러 해 동안 잠복해 있던 바이러스가 재활성화되면서 나타나는 병인 만큼, 우리 몸의 면역력으로 바이러스의 활동을 억제해 두는 것이 중요합니다. 면역력 유지의 핵심은, 정신은 스트레스받지 않고, 몸은 피곤하지 않게 하는 것입니다. 그러기 위해서는 규칙적인 운동, 자연식 위주의 건강한 식습관, 규칙적인 수면, 원활한 배변 활동 등의 생활 습관이 가장 중요합니다. 생활 습관만큼 중요하지는 않지만, 대상 포진 예방 접종도 60세 이상 노인에게서는 어느 정도의 예방 효과가 있고, 예방을 못 할 경우에도 통증을 경감시켜 주는 효과가 있다고 하니, 고려해 볼 방법입니다.

예방하지 못해서 이미 대상 포진이 걸린 경우에는 체력 회복을 위해 휴식을 취하는 것이 가장 중요합니다. 휴식 다음으로 치료도 중요한데, 대상 포진에서 치료가 중요한 이유는, 현재의 통증과 포진 치료

목적 이외에, 치료가 빠르고 정확하게 들어갈수록, 추후 포진 후 신경통이 남을 가능성이 줄어들기 때문입니다.

치료는 진통, 소염, 회복 세 가지 의미의 치료 방법들이 있습니다. 아세트아미노펜이나 기타 진통제, 국소 스테로이드 요법 등이 진통 소염에 도움이 됩니다. 또한, 벌침에서 추출한 약물을 환부에 자입하는 봉독 요법이 진통, 소염에 효과가 있습니다. 그러나 결국은 체력 회복, 몸 전체의 컨디션 조절이 대상 포진을 마무리 짓기 때문에, 환자마다 부족한 부분을 진찰받고 본인 몸에 맞는 한약을 복용하는 방법이 대상 포진을 끝내는 데 효과적입니다.

포진 후 신경통이 수개월 이상 지속될 경우에는 빠른 효과가 나타나기 어려우므로, 대상 포진은 초기 3~4주에 어떤 치료를 받느냐, 그 중에서도 초기 3~4일에 어떤 치료를 받느냐가 급성기 이후 신경통 예후에 큰 영향을 끼칩니다.

최근 과로했거나 스트레스를 받은 경우, 딱히 다친 기억도 없는데 갑자기 몸의 한쪽 부분에만 통증이 생겼다면, 가까운 의료 기관에 들러서 진찰을 받아 보는 것이 좋습니다. 더운 날 면역력 유지에 신경 쓰셔서, 여름날 편안하게 나시기를 바랍니다.

여기저기 쑤신 뼈마디,
골다공증 때문일까요?

여기저기 쑤시고 아프신 할머니, 할아버지 환자분들을 진료하다 보면 자주 듣는 이야기 중 하나가 "여기저기 오만 관절이 다 쑤시는 게, 골다공증이 왔나 봐요."입니다. 하지만 이 이야기는 옳은 이야기가 아닙니다. 골다공증 그 자체로는 아프다는 통증을 만들지 않습니다. 어른들이 여기저기 쑤시는 것은 근육이나 인대, 관절에서 기인한 통증일 가능성이 큽니다. 골다공증은 뼈가 빽빽하게 차 있지 않고, 성글게 구멍이 곳곳에 생겨서 뼈가 약하고 부서지기 쉬운 상태가 된 것을 말합니다. 골다공증 예방이 중요한 이유는 우리 몸의 골격이 되어 주는 뼈대가 튼튼하지 않고, 작은 충격에 부서지기 쉬우며, 손상이 있을 때 회복이 더디게 만들기 때문입니다.

우리는 자각적으로 뼈가 성겨지는 것을 알지 못합니다. 주로 뼈에 골절이 생겨서 처음으로 알게 되기도 합니다. 골다공증은 예방적 검사를 통해서 점검하는 수밖에 없습니다.

골다공증은 마른 사람에게서 흔하고, 운동하지 않는 사람에게 흔하게 발생합니다. 또한, 술, 담배, 커피 또한 뼈를 약하게 하는 요인들입니다. 약물 중에서는 스테로이드 복용이 뼈를 약하게 만들 수 있습니다.

그럼, 예방법은 어떤 것이 있을까요? 일단 술, 담배, 커피를 최대한 피할수록 예방 가능성이 커지겠지요? 또한, 칼슘이 풍부한 유제품이나 뼈째 먹는 생선, 견과류 등을 드시는 방법이 있습니다. 단, 칼슘은 복용하는 것만으로는 충분히 흡수되는 것이 아니라서, 몸무게가 실리는 운동을 해 주어야 섭취한 칼슘이 흡수됩니다. 걷기 운동이나 줄넘기 등이 여기에 포함이 되지요. 또 칼슘의 흡수율을 높이는 데 비타민 D가 중요한 역할을 하는데, 이 비타민 D를 합성하려면 햇볕을 쬐어야 하므로 실내에만 있는 것보다는 적당한 야외 활동이 뼈 건강에 도움이 됩니다.

음식 외에 한약의 도움도 받을 수 있습니다. 일반적으로 골다공증에 좋다고 알려진 가장 유명한 약재는 아마 홍화씨일 것입니다. 홍화씨는 한방에서 타박, 골절, 어혈 등에 쓰는 약재인데, 골다공증과 관련하여 최근 홍화씨환 등이 조명받으면서 여러 가지 상품들도 많이 나온 것으로 보입니다.

골다공증 예방과 관련된 좋은 약재로 녹용도 있는데, 칼슘 흡수율을 높여서 골다공증 예방 효과를 나타냅니다. 지황을 구증구포한 숙지황은 타고난 에너지가 부족할 때, 신장 기능이 허약할 때, 뼈가 약할 때 쓰는 약재인데, 숙지황 또한 뼈 파괴를 억제함으로써 골다공증 예방 효과가 있습니다. 한약을 구성할 때는 주된 효능을 나타내는 약재 외에도 보조적 효능을 나타내는 약재, 약재 사이의 상충을 조율할 수 있는 약재 등이 모두 필요하므로, 한의사의 상담 하에 처방받는 것이 가장 효과적일 것입니다.

음식과 약물 외에도 사실 조심해야 할 중요한 것이 있는데요, 바로 "낙상"입니다. 골다공증은 그 자체의 증상이 무서운 것이 아니라 넘어져서 골절이 생겼을 때, 그 치명적인 면이 드러나는 병인 만큼 넘어지지 않는 것이 중요합니다. 미끄럽지 않은 신발을 신어야 하고, 욕실에 미끄럼 방지 타일을 설치하고, 어지럼증을 유발할 수 있는 약물에 주의하는 등 너무 당연하고 별것 아닌 일부터 실천해야 골다공증의 무서움으로부터 떨어져서 살 수 있습니다.

소리 없이 찾아와서 중년 이후의 삶의 질을 떨어뜨릴 수 있는 질환인 골다공증으로부터 모든 분들이 본인의 뼈를 건강하게 지키기를 바랍니다.

장마철 여기저기 쑤시는 내 몸,
이유가 뭘까요?

　한의원에서 진료하다 보면, 비 오는 날 유독 더 아프다고 하시는 환자분들이 많습니다. 그 환자분들께서는 나이가 들어갈수록, 몸이 일기 예보를 해 준다는 우스갯소리를 하시기도 합니다. 요즘 같이 구름이 잔뜩 낀 날이나 장마철, 태풍이 상륙했을 때처럼 저기압일 때, 통증은 더 심해지는 경향이 있습니다. 비 오는 날 통증은 왜 심해질까요?

(1) 관절낭의 팽창

　우리 몸 구석구석에는 비어 있는 공간이 많은데, 그중 하나가 관절의 공간입니다.

　그런데 바깥 날씨가 저기압이 되면 관절낭이 상대적으로 팽창하면서 관절 주위 혈관과 신경을 압박해 순환 장애가 일어나게 되고, 그 이유로 통증이 심해지게 됩니다. 이러한 관절의 팽창과 부종이 건강한 조직에서는 문제가 안 되지만, 통증 역치가 경계에 있는 조직에서는 이 정도 변화로도 통증을 느끼게 되는 것입니다.

(2) 교감 신경의 항진, 신체의 긴장 상태

또 하나의 이유는 저기압이 되면, 귓속의 전정 기관에서 기압이 낮은 것을 감지하고, 교감 신경을 항진시켜서, 노르아드레날린 분비를 촉진합니다. 이렇게 분비된 노르아드레날린은 혈관을 수축시키고, 염증이 있는 조직은 통증 역치가 낮아져 있으므로, 혈액 공급이 줄어드는 것만으로 통증이 증가하게 됩니다. 통증과는 또 다른 이야기지만, 교감 신경에 의해 몸이 긴장 상태에 있기 때문에, 우울감이 커진다거나 기분이 안 좋다거나 하는 문제도 같은 맥락에서 이해할 수 있습니다.

(3) 온도 저하

비가 오거나 하는 날은 체표의 체온을 빼앗기기 쉽습니다. 온도가 떨어진 곳은 혈류가 느려지게 되고 주위 조직이 뻣뻣하게 굳으며, 통증 또한 심해지게 됩니다.

결국, 모든 기전은 통증에 민감하고 아프던 부위에 혈액 순환이 안 되어서 통증이 더 심해진다고 요약해 볼 수 있습니다. 그렇다면 이런 저기압 날씨에 근육통, 관절통, 신경통 등의 관리는 어떻게 해야 할까요?

• 온열 요법

비단 비 오고 습한 저기압 때뿐 아니라, 모든 날에 해당되는 내용이지만, 혈액 순환을 위해 해당 부분에 따뜻한 찜질을 하는 것이 효과적입니다. 통증 부위에서 분비되는 통증 물질이 혈류에 흘러서 제거되기만 해도 통증은 경감됩니다.

• 스트레칭 및 유산소 운동

또 하나의 방법인 스트레칭과 유산소 운동 또한 목적은 혈액 순환 활성화입니다. 굳어 있는 관절과 근육 조직에 유연성을 더해 줌으로써 혈류가 구석구석 도달할 수 있게 되고, 유산소 운동은 심장 박동을 증가시켜서 조직에 혈액 공급을 더 원활히 해 줍니다.

통증 질환은 아픈 부위를 많이 사용하거나, 아픈 부위를 부딪치거나, 과로해서 체력이 떨어지거나 하는 등의 환자 본인의 잘못으로 악화하기도 하지만, 날씨와 같은 외부적인 요인으로 악화하기도 합니다. 습도가 높은 장마철, 모두 불편한 곳 관리 잘하시기를 바랍니다.

치료 없이 지나가는 교통사고 후유증,
한참을 갑니다

교통사고로 내원한 환자분들 초진 상담을 하다 보면, 병에 대한 인식이 가벼운 분부터, 무거운 분까지 다양합니다. 어떤 분들은 "이까짓 거 한두 번 나오면 되지요?"라는 반응부터, "몸이 너무 이상한 거 같은데, 다른 병이 생긴 것 아닌가요?"라는 반응까지 정말 다양합니다. 여기서는 교통사고가 났을 때 몸에 대략 어떤 반응들이 일어나는지 이야기해 볼까 합니다.

일반적인 발목 뻠이나 허리 뻠과 같은 염좌 질환들과 달리, 교통사고에서는 차 대 차 사고이든, 사람 대 차의 사고이든 충격량이 크고, 그 충격이 몸 전체에 전해진다는 특징이 있습니다. 이런 차이로 일반적인 단일 근육이나 인대 손상과 달리 교통사고만의 특징을 몇 가지 갖게 됩니다.

(1) 전신 증상이 생깁니다

이것은 특정 인대 손상을 포함해서, 전체 근육의 균형이 틀어지기 때문에 생기는 문제입니다. 어깨, 허리 등 자세 유지 근육의 통증뿐 아니라, 온몸 여기저기가 몸살 온 듯 쑤실 수 있습니다. 메스껍고 어지러운 증상을 호소하시는 분들도 많은데, 이 또한 목뼈인 경추가 받은 충격으로 인한 것입니다. 잠이 안 온다고 호소하는 분들의 경우, 충격으로 온몸이 긴장 상태에 돌입하여 교감 신경이 우위에 있게 되기 때문에 생기는 증상입니다. 즉, 몸살감기, 소화 불량, 불면증 등 물리적 충격과 무관할 것 같은 전신의 증상이 교통사고 이후에는 생길 수 있습니다.

(2) 처음 5~10일가량은 통증 양상이나 부위가 계속해서 바뀔 수 있습니다

충격으로 인해 몸의 균형이 틀어진 상태에서, 처음 며칠간은 통증이 가장 심한 부위가 지속해서 바뀌는데, 우리 머리는 그중 가장 심한 몇 곳만 인지하는 경향이 있습니다. 따라서 처음 며칠간은 통증 부위가 계속 돌아다니는 거 같다는 느낌을 받을 수 있습니다.

(3) 통증이 경감되어 오다가 갑자기 급격한 악화가 있을 수 있습니다

몸 전체의 긴장 상태를 바탕으로 해서 여기저기 통증이 있는 상태이기 때문에, 몸 전체의 피로나 직장에서의 스트레스 등 몸의 긴장도를 높일 수 있는 상황이 되면, 허리나 어깨, 무릎 등의 신체 통증이 급격히 악화하는 경우가 있습니다.

그렇다면, 이런 교통사고 관련 통증은 어떤 방향으로 다스려야 할까요? 간략히 요약하자면, 몸을 이완시켜서 긴장을 풀어 주고, 균형을 찾게끔 해 주는 것이 교통사고 치료의 방향입니다. 통증이 있는 근육이나 인대, 관절을 풀어 주는 것은 물론이고, 긴장을 풀어 주는 효과가 있는 자극점에 침이나 약침으로 자극을 주고, 물리 치료나 '추나'로 경근, 근막을 풀면서 균형을 맞춰 주는 것 등이 그 예라고 할 수 있습니다. 또한, 치료와 별도로, 이완을 위해서 환자분 스스로 가벼운 스트레칭을 하는 것과 자기 전 족욕 또는 반신욕 15분으로 몸을 이완시키는 것도 치료에 도움이 됩니다.

몸 전체로 받은 충격으로 몸의 긴장도가 올라가고, 균형이 틀어진 교통사고 후유증을 가볍게 여기고 내버려두면 그 틀어진 균형과 올라간 몸의 긴장에 그대로 몸이 적응해 버려 나중에는 치료가 더 오래 걸릴 수 있습니다. 따라서 초기에 밀도 있는 치료를 받으셔야, 최종 회복의 상태가 조금이라도 더 사고 이전의 상태와 가까워질 수 있습니다.

건강한
다이어트를 위하여

다이어트의 계절, 여름이 돌아왔습니다. 남녀 할 것 없이 수많은 분이 다이어트에 도전하시고, 또 실패도 많이 경험하셨을 것입니다.

다이어트 할 때, 주위 사람들, 특히 주로 어른들께서 많이 하시는 말씀 중에 "운동해서 빼야지 굶어서 빼면 되니?"가 있습니다. 굶어서 살을 빼면 몸이 축난다는 것이 그 주된 이유인데요. 사실 이 말씀은 부분적으로는 무리가 있습니다.

다이어트를 시도할 만한 사람이 하루에 섭취하는 열량과 사람의 기초 대사량을 함께 고려하면, 식사량을 유지하면서 운동으로만 체중 감량을 하려면 매일매일 4~5시간씩은 운동해야 체중 감량 효과가 있습니다. 그래서 식사량을 조절하면서 체중을 감량하는 것이 중요합니다.

가령 매일 2,000kcal를 섭취하던 사람이 매일 섭취 열량을 700kcal로

줄인다면, 평소보다 1,300㎉를 덜 먹게 되는 것인데, 이는 거의 다섯 시간 정도 걸을 때 소모되는 열량과 비슷한 수준입니다. 그러니 체중 감량을 목표로 하는 분들은 사실 운동보다는 섭취 칼로리 조절에 더 신경을 쓰는 것이 맞습니다.

하지만 한편으로는 굶어서 살을 빼면 몸이 축난다는 어른들 말씀도 맞는 말입니다.

예를 들어 열량을 조절하되 하루를 아이스크림 한두 개로만 먹고 보내게 되면, 체중은 빠질지 모르겠지만, 건강은 더 안 좋아질 것입니다. 따라서 열량 조절 식사를 할 때는 무엇보다 적게 먹되 무엇을 먹느냐가 '건강한 다이어트'를 좌우하게 됩니다.

건강한 다이어트를 위해서는 가공되지 않은 자연식으로 식사하는 것이 좋습니다. 예를 들면 감자, 고구마, 우유, 제철 과일 등으로 목표 열량 내에서 구성하는 것이죠. 튀기고 구운 음식보다는 살짝 데치거나 생과일, 생채소를 그대로 먹는 것이 건강에 좋습니다.

첨가당, 설탕이 들어가는 음식은 삼가는 것이 좋습니다. 설탕이나 첨가당은 급격한 혈당 상승으로 몸에 무리를 줄 뿐만 아니라, 혈당 하강기에도 공복감을 크게 유발하여, 다이어트를 방해합니다. 또한, 설탕은 장기적으로는 체내의 구석구석을 염증 상태로 만들기 때문에 각종 염증성 질환을 유발할 수 있습니다.

또 식사할 때는, 규칙적인 시간을 정해 놓고 하는 것이 좋습니다.

저열량 식이를 할 때 몸은 현재 상황을 기아 상태로 인지해서, 저장하려는 방식으로 가게 되는데, 식사 시간마저 불규칙하다면 현재 상황을 더더욱 안 좋은 상황으로 인지해서 저장 회로를 가동하게 됩니다.

마지막으로 열량 조절 식이로 인해 생기기 쉬운 영양 불균형을 메우려면 본인의 몸 상태에 맞는 한약을 처방받아서 함께 복용하는 것을 추천합니다. 한약을 복용하게 되면, 단순히 적게 먹고 굶어서 감량하는 것보다 좀 더 빠른 속도로 감량할 수 있는 것은 물론, 몸에 부담도 덜 가고, 영양 불균형도 방지할 수 있습니다.

목표 체중에 가까이 간 이후에는 체중을 유지하는 것도 중요합니다. 요요 방지 기간에 가장 중요한 것은 이제 운동이 됩니다. 규칙적인 운동으로 기초 대사량을 서서히 높이면서, 섭취 열량도 서서히 높여서, 왕성한 대사 상태로서의 열량 평형을 유지하는 것이 중요합니다. 낮은 기초 대사량 상태에서의 평형은 식이가 조금만 무너져도 요요가 오기 쉽지만, 높은 기초대사량 상태에서의 평형에서는 상대적으로 완충할 수 있는 여력이 있기 때문에, 몇 번의 과식에 크게 휘둘리지 않을 수 있습니다.

체중 감량을 희망하는 모든 사람이, 건강과 다이어트 모두를 잡을 수 있는 올여름이 되면 좋겠습니다.

건강한 정신이
건강한 신체를 만듭니다

진료하다 보면, 환자분들이 공부한 대로 오지도 않으시고, 공부한 대로 진료실에서 진료하기도 쉽지 않으며, 공부한 대로 결과가 예측되지도 않음을 느낄 때가 많이 있습니다.

퇴행성 무릎 관절 통증으로 진료하던 한 할머니 환자분은 침 시술을 1개월 이상 반복해서 본인이 무릎이 좀 편하다고 느낄 무렵, 남편분인 할아버지께서 돌아가셨습니다. 이후 거의 한 달 만에 돌아오신 할머니께서는 전체적인 컨디션 저하와 불면과 더불어 무릎 통증 악화도 함께 가지고 내원하셨습니다. 한 달간 진료해서 좋아진 만큼을 다시 반납한 것이지요.

다시 치료에 들어갔을 때는 예전 같은 속도로 좋아지는 것이 아니라, 거의 통증 호전에 진전이 없었습니다. 보름쯤 치료했을까요? 다시 한동안 얼굴을 보여 주지 않으시던 할머니께서는 1~2주 뒤에 환한 얼굴로 나타나셔서는 무릎이 아주 편해졌다고 좋아하셨습니다. 그동안 다른 곳에서 진료를 받으셨는지 여쭤보니, 한 열흘간 형제자매들끼리 전국 각지를 여기저기 여행 다니다가 오셨는데, 그러는 사이에 통증이 적어졌다고 하셨습니다.

여행하고 많이 걸어서 무릎이 좋아졌을까요? 저는 형제자매들끼리 보낸 즐거운 시간이 통증에 좋은 영향을 줬다고 보았습니다. 남편분께서 돌아가신 이후 심해진 통증, 형제들과 즐겁게 지낸 뒤 약화된 통증, 분명히 어떤 경향이 있어 보였기 때문입니다.

정신과 마음이 몸에 영향을 미친다는 연구는 수없이 많습니다.

기분이 우울할 때 통증이 증가하고, 기분이 좋을 때 통증이 감소한다는 사실은 통증 관련 진료를 하는 사람에게는 상식처럼 되어 있지요. 자식이 이번에 대학 입시를 잘 해내지 못한 환자분들이나, 내원하면서 전화로 누군가와 싸우면서 들어오시는 분들은 진료실에서 물어보면, 아픈 데가 더 아파졌다는 대답을 하는 경우가 많습니다. 반면 기분 좋은 일이 있었던 환자분들은 호전되어 오시는 경우가 많지요. 우울감이나 만성적인 스트레스는 몸에서의 염증 반응을 더 심하게 만들기 때문입니다. 게다가 우울감이나 만성적인 정신적 스트레스 상태는 면역 기능 또한 떨어트립니다. 그래서 감기를 비롯한 각종 질병에 쉽게 걸리게 하고, 잘 낫지 않게 합니다.

많은 사람이 두려워하는 중풍, 심근경색, 암과 같은 질병도 스트레스와 관계가 있습니다. 암 환자 10명 중 7명은 암 발생 2년 전부터 큰 스트레스를 겪었다고 하는 연구 결과도 있습니다. 스트레스가 면역 세포의 수와 능력을 떨어트려서 암 발생 위험을 높이는 것이지요. 심장 질환도 마찬가지입니다. 모든 동물은 급성이든 만성이든 스트레스를 받으면, 심장 박동 수를 높여서 갑작스런 사태에 대비할 수 있는 상태가 됩니다. 긴장 상태가 되는 것이지요. 하지만 그런 상태가 짧게 한두 시간으로 끝나지 않고, 몇 날, 몇 달의 만성적인 스트레스 상태가 된다면, 심장과 혈관계에는 너무 과한 긴장을 오래 한 것이 되어, 무리가 따릅니다.

"건강한 신체에 건강한 정신이 깃든다."라는 말은 유명하지요. 반대로 건강한 정신이 신체를 건강하게 한다는 것도 맞는 말입니다. 진료실에서 또는 침구실에서 환자분과 한번 크게 웃을 일이 있으면, 왠지 진료 경과가 좋을 것 같다는 느낌을 받습니다. 환자분을 한번 웃게 하면, 치료가 벌써 절반은 된 것 같은 기분이 들 때도 있습니다. 병의원에 들렀을 때, 환자분들이 기분 전환만 되게 하더라도, 통증 질환을 큰 채로 한 번 거른 것 같은 효과를 줄 수 있다고 생각하며, 오늘도 기분 좋게 진료를 시작해 봅니다.

제5부

한방척추관절학회 회원
대한연부조직한의학회 회원
스포츠한의학회 회원
한방안이비인후과학회 회원
코골이수면무호흡비수술치료학회 회원
경희미르한의원 하남미사점 대표 원장

최원근 원장

문제는 구강 호흡!

우리는 주로 코로 숨을 쉬지만, 입으로도 숨을 쉴 수 있습니다. 하지만 누구나 알듯 정상적으로 호흡하는 방법은 코로 숨을 쉬는 것입니다. 코는 호흡 기관이라 콧털, 점막 등으로 유해물질을 걸러낼 수 있지만, 입으로 숨을 쉬면 차갑거나, 건조하거나, 오염된 공기가 여과 없이 통과되어 기관지와 폐포에 나쁜 영향을 주게 됩니다. 따라서 미세먼지 등으로 갈수록 공기가 오염되고 있는 요즘이라면 구강 호흡은 더더욱 치명적일 수밖에 없습니다.

코가 완전히 꽉 막혀 부득이하게 입으로 숨을 쉬는 분들은 본인이 구강호흡을 하고 있음을 당연히 인식하고 계실 것입니다. 하지만 만약 코 80%, 입 20% 정도의 비율로 숨을 쉬고 있다면, 본인이 구강 호흡을 하고 있음을 인식하지 못하고 있을 가능성이 큽니다. 문제는 이러한 20%의 차이가 우리의 건강에 너무나도 큰 영향을 미친다는 것입니다.

체크 한번 해볼까요?

☑ 구강 호흡 여부 자가진단 체크리스크

☐ 아침에 일어나면 입천장이 말라 있다.

☐ 잘 때 입을 벌리고 잔다.

☐ 무의식적으로 입이 반쯤 벌어져 있는 경우가 자주 있다.

☐ 치아가 돌출되어 있다.

☐ 똑바로 누워 자지 못하고 옆으로 누워 잔다.

☐ 입술이 건조하고 거칠다.

☐ 아랫입술이 두툼한 편이다.

☐ 코에서 숨 쉬는 소리가 크게 난다.

☐ 아침에 일어나면 코가 꽉 막혀 있다.

☐ 아래턱이 위턱보다 더 나와 있다.

위의 항목 중 3가지 이상에 해당하신다면, 코로 숨을 쉬지 않고 있을 확률이 높습니다.

그러면 구강 호흡이 왜 그렇게 문제일까요?

코가 아닌 입으로 숨을 쉬게 되면(습관적으로 구강 호흡을 할 경우), 코에서와 같은 필터링 과정을 거치지 못한 공기가 기도와 폐로 직접 들어가게 되는데, 입에서는 입으로 들어온 공기 속의 세균과 집먼지진드기 등을 걸러낼 수 없어서 구강 인두-후두 인두-기관지-폐에 직접적으로 나쁜 자극을 주게 되므로 각종 기관지 질환에 자주 걸리게 됩니다. (편도선염에 자주 걸리게 되거나, 인두염, 후두염, 기관지염 등에 자주 이환)

또한, 입안은 침으로 항상 습한 상태인데 구강 호흡으로 입을 계속 벌리고 있으면 침이 말라서 입안이 건조해지는 구강 건조증을 유발할 수 있습니다. 이 때문에 침이 가진 면역 기능 및 보호 기능이 저하되면 입안에 세균 번식이 쉬워져서 구취, 잇몸 질환 등 각종 구강 질환을 초래하게 됩니다.

구강 호흡은 눈 밑 혈액순환도 저하시켜 다크서클도 유발합니다. 실제로 다크서클이 심한 분들을 잘 살펴보면 그중 상당수가 코의 문제를 가지고 있고, 구강 호흡을 하고 있는 경우가 많습니다. 코의 이상으로 구강 호흡을 하게 되면서 비강과 부비동 부위의 순환에 문제가 생겨서 눈 밑이 어둡게 변하거나 지방이 축적되어 도드라지는 현상이 생긴 것입니다.

그뿐만 아니라 구강 호흡은 코 호흡보다 산소흡입이 20% 정도 적어지면서 숙면에 방해하므로 잠을 많이 자도 피곤함을 느낄 수 있으며, 수면 시 입이 벌어지면서 혀가 중력에 의해 가라앉아서 기도가 좁아지므로 코를 고는 소리가 더욱 심해지거나 중간중간 호흡을 멈추는 위험천만한 무호흡을 일으키기도 하며, 이러한 상태가 장기적으로 지속할 경우에는 면역력 저하를 초래하므로 알레르기성 비염, 축농증, 아토피 등의 면역계통 질환을 유발할 수도 있습니다.

이는 모두 앞서 말씀드린 것처럼 구강 호흡을 하게 되면 비강과 부비동이 호흡의 통로이자 머리의 환풍기라는 핵심 기능을 제대로 수행하지 못하게 되면서 머리(뇌)가 기능을 잘할 수 있는 쾌적한 환경을 제공하지 못하게 되면서 나타나는 문제들입니다.

즉, 구강 호흡은 비강과 부비동의 기능을 떨어뜨려 머리(뇌)를 지치게 하므로 일상생활을 피곤하게 만들고 비염, 축농증, 후비루뿐만 아니라 다양한 신체 증상의 원인이 될 수 있습니다. 그래서 구강 호흡은 삶의 질을 떨어뜨리는 가장 교묘한 질환이라 할 수 있고, 코로 숨을 쉬는 것만으로 생각지도 못한 여러 증상이 해결될 만큼 코로 숨을 쉬는 것은 중요합니다.

코가 아닌 입으로 숨을 쉬게 되면? (습관적으로 구강호흡을 할 경우)

- 각종 기관지 질환(편도선염, 인두염, 후두염, 기관지염 등)에 쉽게 이환됩니다.

- 구강건조증 및 구취, 잇몸질환 등 각종 구강질환에 자주 걸리게 됩니다.

- 다크서클도 유발합니다. (눈밑 혈액 순환 저하)

- 숙면을 방해합니다. (구강호흡은 코호흡에 비해 산소흡입량이 적어져서 많이 자도 피곤)

- 코골이가 더욱 심해지거나 수면무호흡을 유발합니다.

- 구강호흡이 장기적으로 지속될 경우 면역력 저하를 초래하여 알레르기성 비염, 축농증, 아토피 등의 면역계통 질환에 쉽게 걸리도록 합니다.

코로 숨을 쉬게 되면?

- 잠을 편하게 잘 수 있게 됩니다.

- 구강호흡이 없어져 구취, 입마름이 없어집니다.

- 고혈압, 당뇨가 개선됩니다.

- 코 속 내부가 넓어져서 코골이, 수면무호흡이 사라집니다. 코 속 내부가 편해져서 후비루, 축농증, 비염이 개선됩니다.

- 눈의 열을 식혀주기 때문에 눈이 피로하지 않게 됩니다. 안압이 떨어져 녹내장이 개선됩니다.

- 뇌의 열을 식혀주기 때문에 머리가 가볍고 맑아집니다.

- 과호흡증후군, 하지불안증후군의 증상이 빠른 속도로 개선됩니다.

코(비강과 부비동)의
구조와 기능

한의사가 되고 10여 년 이상 임상을 하면서 가장 많이 했던 치료 중 하나가 '비강사혈', 흔히 '코침'이라고 부르는 치료입니다. '비강 사혈'(이하 '코침') 치료는 예로부터 내려오는 오랜 치료법 중 하나로, 두통, 현기증, 비염, 안구건조증, 상초 조열증, 혈압조절 장애 등의 다양한 증상에 간단한 시술로 별다른 부작용도 없이 뛰어난 효과를 내는 경우가 많습니다.

코침은 특히나 스트레스가 많은 현대인에게 큰 도움이 되는 좋은 치료입니다. 하지만 개인적으로 코침 치료를 하면 할수록 '경험적으로 코침이 어떤 경우에 어떤 효과가 있다는 것은 잘 알지만, 코침이 이렇게 뛰어난 효과를 내는 정확한 원리는 무엇일까?, 어떤 경우에는 코침이 이토록 드라마틱한 효과를 내는데, 왜 비슷한 어떤 경우에는 별로 효과가 없었을까?', 코침의 치료 효과를 더욱 업그레이드할 수 있는 방법은 없을까?' 등의 고민이 생기게 되었습니다. 이런 고민을 한창 하던 시기에 코숨한의원 이우정 선생님과의 만남은 많은 의문들을 해결하고, 코침을 크게 업그레이드할 수 있었던 큰 행운이었습니다.

이러한 의문을 해결하는 데 있어 가장 중요한 부분은 비강과 부비동의 구조와 그에 따른 기능을 정확히 이해하는 것이었습니다. 우리 코는 단순히 뻥 뚫린 공간으로 되어있는 것이 아니라 3개의 칸막이가 있는 비강과 작은 관으로 연결된 크고 작은 동굴인 부비동이 있어 호흡할 때마다 이 공간으로 바람이 지나다니게 되어 있습니다. 머리에서 뇌 부위를 뺀 나머지 공간의 상당 부분을 이 비강과 부비동이 차지하고 있다는 것인데 그러면 이토록 큰 공간을 차지하고 있는 비강과 부비동은 어떤 역할을 할까요?

우리가 코로 숨을 들이쉴 때 공기는 불과 0.2~0.5초 정도면 기관지로 들어갈 수 있는데, 비강과 부비동에서는 그 짧은 시간 동안, 미세먼지나 바이러스, 세균 등을 필터링해서 걸러내고, 공기를 온도 36.5, 습도 85%로 깨끗하고 따뜻하며 촉촉하게 조절해서 기관지로 들여보내게 됩니다. 또한, 재채기하거나 코를 풀 때처럼 갑작스러운 압력의 변화에도 비강과 부비동이 유연하게 대처하는 역할을 합니다. 이것이 비강과 부비동의 일차적인 기능입니다.

하지만 코의 복잡한 구조와 밀접한 연관이 있는 비강과 부비동의 기능은 따로 있습니다. 그것은 바로 비강과 부비동은 머리(뇌)의 과열 방지 장치라는 것입니다. 뇌에서 전달하는 신경 신호 작용은 정전기

자극과 같아서 전달하는 과정 중 열이 발생합니다. 이 열을 식혀주는 것이 비강과 부비동의 핵심 기능입니다.

그러한 역할을 제대로 수행하기 위해 비강과 부비동의 공간은 칸막이로 나누어져 열교환 능력을 극대화시킨 구조로 되어 있는데, 코로 들어간 공기는 비강과 부비동의 넓은 공간을 구석구석 지나면서 베르누이의 원리가 적용되는 공기역학적인 구조에 의해 머리(뇌)의 열을 식혀 주는 기능을 하게 됩니다.

비강과 부비동의 이러한 기능이 우리 몸에 미치는 영향은 상상 이상으로 큽니다. 비강과 부비동이 제 기능을 다 하지 못할 때 전신적으로 많은 질환이 나타날 수 있기 때문입니다.

비염이나 축농증 등으로 인해 비강과 부비동의 공간이 좁아지면서 호흡의 통로이자 머리의 환풍기라는 핵심 기능을 제대로 못 하게 되면 뇌가 기능을 잘할 수 있는 쾌적한 환경을 제공하지 못하게 됩니다. 이는 두통, 현기증, 잦은 코피, 안구건조증, 코골이, 수면 무호흡, 뇌하수체 기능 저하로 인한 호르몬 대사 장애, 수면장애, 만성피로 등 여러 증상이 초래하여 삶의 질을 떨어뜨리고 전신 건강에 영향을 미쳐 심각한 질환을 초래할 수 있습니다. 그래서 코로 숨을 잘 쉬어서, 비강과 부비동 구석구석 공기가 잘 통할 수 있도록 해주어서, 비강과 부비동이 그 본연의 기능을 할 수 있도록 해주는 것이 정말 중요합니다.

이처럼 비강과 부비동의 구조와 기능에 대해 이해하고 나니 하비갑개 사혈을 통해 하비갑개의 부기를 빼주는 데 중점을 두었던 기존의 코침 치료 역시 그 치료의 원리와 한계에 대한 이해가 한층 더 높아지게 되었고, 이를 통해 코침이 한층 더 업그레이드된 치료법을 익히고 배울 수 있게 되었습니다. 그 치료가 바로 '코숨'(코로 숨 쉬게 해주는) 치료법으로 비강과 부비동이 머리의 과열방지 장치 기능을 제대로 수행해서 머리(뇌)가 최적의 기능을 할 수 있는 쾌적한 환경을 제공할 수 있도록 도와줍니다.

매핵기
(목 안이 답답해서 쿵쿵거리게 되는 목 이물감)

목에 무언가 걸린 듯한 느낌이 들어서 뱉어내려고 해보지만 나오지 않고, 삼켜도 삼켜지지 않으며, 마치 목에 끈적한 가래가 끼어 있는 듯한 느낌으로 고생하신 적 없으신지요? 목이 답답한 나머지 헛기침이나 마른기침처럼 쿵쿵거림을 반복하기도 해서 본인이 불편함은 물론 주변에도 피해를 주게 됩니다. 아이들의 경우 이것이 따돌림의 이유가 되기도 합니다.

• 후비루 환자들의 다양한 표현

"목젖 부근에 무엇인가 붙어있는 느낌이 들어서 침을 삼켜보지만, 무엇인가 계속 남아있고 넘어가지 않는 증상이 지속됩니다."

"감기 이후로 감기는 나았는데, 이상하게 마른기침, 잔기침이 반복되고, 코 안에 분비물들이 목 뒤로 계속 넘어가는 듯한 불편한 느낌이 느껴집니다."

"식사 중에 코가 같이 넘어갑니다."

"잠을 자려고 누우면 무언가 계속 넘어가는 듯해서 잠을 잘 수가 없습니다."

"코가 답답하고 틱증상처럼 자주 킁킁, 캑캑거리게 됩니다."

"자주 가래 기침을 합니다."

"충치도 없는데 이를 잘 닦아도 어느 순간부터 구취가 심합니다."

글을 쓰고 있는 저 역시 20세 초반 무렵 이 증상이 시작되어 오랜 기간 고생을 했습니다. 제가 한의사이다 보니 한의대 학생이던 시절부터 유명하다는 여러 한의원을 다니며 치료를 받아보기도 했습니다. 그뿐만 아니라 이 증상 때문에 내과, 이비인후과, 치과에서도 진료를 받아 보았으며, 대학병원에서 정말 검진도 했습니다. 그때마다 특별한 이상은 없다는 소견과 함께 조금씩 다른 진단명이 나왔고, 이러한 증상에 비방이라는 한약 처방이나 여러 종류의 양약 처방을 받아서 짧게는 2~3주, 길게는 6개월씩 복용해 보았지만, 복용 당시에는 조금 완화되고 덜한 듯도 하다가 조금 지나면 다시 심해지는 상황의 연속이었습니다. 정말 답답했습니다.

한의학에서는 이러한 증상을 '매핵기'라고 표현합니다. 매핵기는 한방 용어로 목구멍에 매실 열매 같은 것이 막혀 있는 느낌을 말합니다. 히스테리의 일종으로 신경질적인 경향성을 가진 분들이 체질적인 요인이나 스트레스가 원인이 되어 인후부에 장애를 초래하여 신경성 식도 경련을 일으키면서 인후에 작은 고깃덩이 같은 것이 달라붙어 있는 것처럼 느끼게 되고 뱉어도 나오지 않고 침을 삼켜도 내려가지 않는다고 표현합니다. 즉, 한의학에서는 이 증상을 스트레스로 기운이 맺히거나 뭉쳐서 명치와 인후 사이에 걸려서 오르내리면서 오는 마음의 병(화병)의 한 증상으로 분류한 것입니다.

또한, 이비인후과에서는 비경이나 후두경 등 검진 상 별다른 이상은 없지만 '신경성 인후두염'이 의심된다고 하는 경우가 많습니다. 신경성 인두염은 이비인후과 외래에서 자주 접하는 질환으로 외래 환자 중 4~7%를 차지한다고 하는데, 성격이 예민하거나 꼼꼼하고 강박적인 사람에게 많이 발생하며, 목에 무언가 걸린 듯한 느낌과 식사와 관계없이 자주 삼키는 행위, 헛기침 등을 전형적인 증상으로 봅니다.

이와 달리 내과에서는 같은 증상을 '역류성 식도염'때문으로 보는 경우가 많았습니다. 위·식도 부위에 역류가 일어나면서 인후부에 자극이 발생하여 생기는 증상으로 보고 식도 운동 개선제나 제산제 등을 처방하는 경우가 빈번합니다. 그 외에도 치과에서는 구강 교정장치나 턱관절 이상 등의 이유로 입이 자주 벌어져 있게 되면서 구강 호흡이 일어나서 생기는 증상으로 보고 구강 장치를 착용하거나 턱관절 교정을 권고하기도 합니다.

환자분들은 이처럼 여러 곳에서 각기 다른 진단명을 듣고, 여러 다른 치료를 받으며 생활 관리도 병행해보지만, 그 당시에만 조금 편할

뿐 증상이 재발하고 지속하여 대학병원에서 인후부, 식도, 위, 기관지 등 부위의 정밀 검진을 받아보기도 하며, 그래도 뚜렷한 원인을 찾지 못하면 심지어 정신과적인 원인으로 보고 항우울제나 신경안정제를 처방받게 되는 경우도 생기게 됩니다. 그러다 보니 정확한 원인도 모르고 치료도 어려운 상태로 오래도록 고생을 하시는 경우가 많습니다.

정말 너무너무 답답하시죠? 원인도 애매하고 치료는 더 어려운 증상임이 틀림없습니다.

한의사가 되고 10여 년 이상 임상을 하면서 관련 진료를 많이 하기도 했지만, 저의 증상을 해결하기 위해서라도 더 많은 고민과 여러 시도를 해보았던 것 같습니다. 그 결과 이 증상을 해결하기 위해서는 어느 한 가지 측면에서만 접근하지 않고, 다양한 측면에서 동시에 접근할 때 치료 성공률을 높일 수 있음을 경험적으로 알게 되었습니다.

우선, 비염, 축농증으로 인한 콧속 요인을 관찰해야 합니다. 비염, 축농증으로 인해 코안 점막이 붓고 염증이 생기면서 분비선 조직의 기능이 과항진되어서 코안에 분비물이 계속 생기고 이것이 뒤로 넘어가면서 초래되는 증상일 수 있기 때문입니다.

두 번째로는 구강 호흡 여부를 살펴봐야 합니다. 비강과 부비동의 공간이 충분히 확보되지 않으면 코로 숨을 시원하게 쉬지 못하게 되므로 본능에 따라 일정 비율 이상 구강 호흡을 하게 됩니다. 이때, 건조하거나 오염된 공기가 구강 인두 부분에 직접 닿게 되면 구강 인두 부분의 조직에 출혈이 있거나 살짝 붓게 되면서 목에 가래가 낀 것 같은 답답함과 불편함을 느끼게 되는 것입니다. 이 경우에는 미세먼지가 심하거나 공기가 안 좋은 곳에서 증상이 더 심하게 나타나기 때문에 공기가 좋은 곳으로 여행을 가거나 할 경우에는 여행기간 동안 증상을 잘 못 느끼기도 하는 특징이 있습니다.

마지막으로, 역류성 식도염으로 인한 요인을 고려해야 합니다. 위산이 역류하는 느낌을 강하게 느끼지 못하더라도 잘못된 식습관(과식, 급하게 식사, 식사 후 바로 수면 등)들로 인해서 위식도 괄약근 등에 문제가 있을 수 있습니다. 이때 스트레스나 피로도 등에 따라서 식도염 증상 자체가 심해졌다가 나아지기를 반복하기 때문에 목 안 이물감 증상도 마찬가지로 그에 따라 스트레스를 받거나 피곤하면 더 심해지고, 괜찮으면 나아진 듯한 느낌을 받기도 합니다. 학생들의 경우 시험기간에 심해지며, 성인의 경우 음주나 흡연 시 증상이 더욱 심해지곤 합니다.

비염과 축농증을 치료하고, 비강·인후부의 항진된 분비선 기능을 정상화시켜 주며, 구강 호흡 여부를 관찰하고 교정해 주면서, 위·식도·소화기 문제까지 종합적으로 두루 살펴보면서 접근할 때 이 증상의 성공적인 치료에 조금이나마 더 가깝게 접근할 수 있을 것입니다.

감기와 감기약에 대한
인식 전환

환자분들에게 가장 많이 듣는 말 중 하나가 '이번 감기 정말 독하네.', '감기약을 먹어도 도무지 감기가 떨어지질 않네.' 하는 말일 것입니다. "감기는 병원에 안 가면 7일 만에 낫고, 병원에 가면 1주일 만에 낫는다."라는 우스갯소리처럼 실제로 감기에는 정확한 의미의 치료 약은 없습니다. 우리가 감기약이라고 부르는 약들은 그저 증상을 완화해 몸이 감기 바이러스를 이겨낼 수 있도록 도와주는 약들입니다.

감기란 대체 무엇일까요? 의학 기술은 해가 다르게 엄청나게 발전하고 있는데 왜 유독 감기만큼은 효과가 있는 감기약을 개발하지 못하는 것일까요?

보통 감기라 하면 밖에서 나쁜 균이나 바이러스가 들어와서 병을 일으키는 나쁜 것으로만 생각합니다. 하지만 감기는 꼭 나쁜 것만은 아닙니다. 감기를 제대로 잘 앓게 되면 오히려 면역이 증강되고, 몸속의 노폐물을 잘 배출하게 되어 몸이 도리어 건강해지는 계기가 될 수 있기 때문입니다.

흔히, 감기에 걸리면 열이 발생합니다. 이때 발생하는 열은 병균이 내는 것이 아닙니다. 우리 몸의 면역 세포가 활성화되어서 몸속의 나쁜 균이나 노폐물과 싸우는 과정에서 발생하는 것입니다. 그래서 감기 증상이 있을 때 열이 나는 것은 오히려 좋은 현상일 수 있습니다. 적당히 열을 앓으면서 몸속에 있던 나쁜 것들을 잘 처리하면 감기를 앓은 이후 몸이 오히려 더 건강해질 수 있기 때문입니다.

해가 갈수록 점점 더 독해지기만 하는 감기 앞에서 더 독한 약을 더 많이 쓰려고만 할 것이 아니라 인식의 전환이 필요합니다. 몸이 건강하면 감기에 걸리지 않습니다. 몸이 건강하면 감기에 걸려도 더 빨리, 더 쉽게 낫습니다. 하지만 몸이 건강하지 못하면 아무리 약을 먹어도 도무지 떨어지지 않는 것이 감기입니다. 그래서 감기에 자주 걸리거나 잘 낫지 않으면 우리 몸을 건강하게 만들어 줄 필요가 있습니다. 비유컨대 집의 담장이 낮아서 도둑이 들어오면, 먼저 도둑을 내쫓고, 담장을 높여야 다시 도둑이 들어오지 못하듯이 감기 치료에서도 가장 중요한 것은 건강한 몸을 만드는 것 즉, 면역력(외부의 사기에 대항하는 능력)을 높여 주는 것입니다.

면역력에 강한 한의학이 감기에 강한 이유 역시 바로 여기에 있습니다. 한의학에서는 예로부터 인체의 면역력을 중요시해서 감기로 인한 증상 변화를 병사(病邪)(질병의 사기邪氣)와 인체 정기(精氣)의 싸움으로 표현합니다. 그래서 한의학에서는 감기 증상의 완화와 함께 감기로 약해진 몸을 보강하여 면역력을 강화해, 최종적으로 건강한 몸을 유지해 주는 것이 감기 치료를 할 때의 치료 목표가 됩니다.

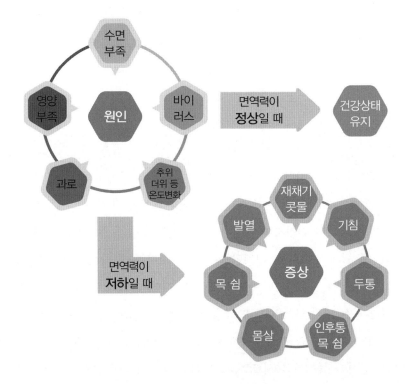

그러면 우리가 감기에 걸렸을 때 복용하는 약들은 어떤 문제가 있을까요? 우리는 감기에 걸려서 열이 나고 콧물이 나거나 기침이 나면

항생제, 해열제, 진경제, 항히스타민제, 진해거담제 등을 처방받아서 먹습니다. 그러면 열은 떨어지고, 몸살이 없어져서 몸이 아프지도 않지만, 기침이나 콧물은 떨어지지 않는 상태가 됩니다. 여기서 문제는 발열, 몸살, 콧물, 기침 등의 증상은 그 자체가 우리 몸이 하는 일차적 치료 행위인데, 그 발열이나 몸살을 못 하게 하는 약을 수시로 먹으니 감기가 점점 더 낫지를 않고 자주 재발하게 되는 것입니다.

병원에서 받는 감기약 처방전을 보면 해열제와 항생제는 대부분 들어가 있습니다. 하지만 초기 감기의 80%는 바이러스로 인해 생기는 것으로, 몸속의 나쁜 세균을 죽이는 항생제는 사실 감기에 큰 도움이 되지 않습니다. 바이러스는 우리 몸의 면역 세포가 죽일 수 있는 것인데, 항생제를 투여하면 도리어 우리 몸에서 세균의 파수꾼 역할을 하는 '유산균'이 많이 죽게 됩니다. 유산균은 우리의 소화 기능을 돕고 잡균이 번식하지 못하도록 해 주는데, 감기에 걸릴 때마다 항생제를 먹게 되면, 장의 면역력이 약해져서 배탈 설사를 하게 되거나, 감기를 앓은 이후에 더욱 쉽게 감기에 반복해서 걸리는 상황을 초래하게 됩니다. 감기를 자주 앓는 사람일수록 면역력이 더 약해져서 계속 감기를 달고 살게 되는 것이지요. 이제라도 항생제 없이 스스로 감기를 이겨내고, '감기를 제대로 잘 앓아서' 더욱 건강해지도록 해야 합니다.

해열제 또한 마찬가지입니다. 열이 나는 것은 인체의 면역계가 활성화되어 혈액 순환을 원활히 하기 위한 몸의 조절 기능입니다. 물론 39

도가 넘는 고열은 다른 합병증을 막기 위해 일시적인 해열 조치가 필요하지만, 그러한 경우 이외에 무분별하게 해열제를 투여하는 것은 옳지 않습니다.

특히 아이들이 감기에 걸려 열이 나면 부모님들은 많이 당황하여 어떻게든 열만 내리면 감기가 무사히 지나갈 수 있다는 생각에 해열제를 자주 사용하게 됩니다. 그런데 감기는 오히려 해열제를 덜 사용하여야 잘 앓아서 더 잘 나을 수 있고, 그래야 열이 떨어진 이후에 기침이나 콧물 등으로 고생하지 않게 됩니다.

아이들은 보통 감기를 앓게 되면 38도까지는 기본으로 올라갑니다. 38도 정도 체온이 되어야 면역 활동이 활발하게 일어나기 때문입니다. 그런데 아이들이 열이 올랐다고 놀라서 금방 해열제를 사용해서 체온을 떨어뜨리게 되면 면역 활동은 바로 저하되고 그로 인해 병균 및 노폐물은 도리어 잘 제거되지 못하는 상태가 되어서 다음 날이 되면 다시 열이 오르는 일이 반복되는 것입니다.

아이들이 열이 났을 때 제대로 대처하면 열감기도 쉽게 낫고 감기를 앓은 이후에 오히려 몸이 더 건강해질 수 있는데, 잘못 치료하여 아이가 열감기를 앓은 이후에 열이 떨어져도 오히려 기침으로 한참 고생하게 되거나 심하면 중이염이나 폐렴 등으로 진행되어서 병원에 입원하게 되는 경우를 많이 봅니다. 이는 열에 대해서 너무 조바심을 내게 되면서 일을 그르치게 된 것입니다. 이처럼 약간의 감기 증상이 있을 때마다 항생제 또는 해열제로 감기를 치료하게 되면 점점 더 약골이 될 수밖에 없고, 이는 악순환을 초래하게 됩니다.

몇 년 전에 방영된 EBS《다큐프라임》 2부작 '감기'를 보면 굳이 복용할 필요 없는 약을 많이 복용하는 우리나라의 부끄러운 민낯이 고스란히 드러납니다. 방송에서는 세균성이라 진단하기는 어려운 매우 평범한 감기의 초기 증상 즉, "3일 전부터 열이 약간 나고, 맑은 가래와 콧물이 나오며, 기침이 난다."고 호소하는 건강한 모의 환자에 대해 한국과 유럽 의사의 반응을 살펴보았습니다. 실험이 진행된 한국의 모든 병원에서는 모의 환자에게 주사제를 권유하고 약을 처방하였습니다(작게는 2알에서 많게는 10알까지 – 항생제, 해열제, 항히스타민제, 진통제, 진해거담제, 소화제 등). 하지만 외국의 병원에서는 의사에게 동일한 증상을 호소했음에도 미국, 영국, 독일의 어느 병원에서도 감기약 처방을 해 주지 않았으며, 모의 환자는 진찰받은 후 "건강한 청년이니까 이 정도는 스스로 회복할 수 있을 겁니다."라는 말을 들을 수 있었습니다.

한국의 병원에서 감기 진료 후 받은 처방전을 본 외국의 의사들은 특히나 항생제가 거의 포함되어 있는 데 대해 경악을 금치 못했습니다. 항생제가 물론 감기에 의한 2차 감염에 필요할 수는 있겠지만 그런 경우는 매우 드물어서, 2차 감염을 우려해 예방 차원에서 항생제를 처방한다는 것은 설명할 길이 없다는 것입니다.

영국 카디프대 감기연구소 로널드 에클스 소장은 "자연적으로 치유되는 감기 같은 질병에 항생제를 처방하는 것은 어리석은 짓이다. 한국은 감기에 처방된 항생제 때문에 정작 항생제가 필요한 질병에 걸렸을 때는 전체 사회가 면역력을 잃어버릴지도 모른다."며 우려를 표했습니다.

이처럼 영국, 독일, 프랑스 등 대부분의 선진국에서는 특히나 초기 감기에는 약을 아예 처방하지 않는 경우가 더 많다고 합니다. 감기에 걸려서 아픈 것은 감기 바이러스 때문인데, 그 종류만도 2만 가지가 넘고, 바이러스가 유발한 감기는 자연적으로 치유되는 질병이라는 것이 그 이유입니다.

"일반 감기에 항생제를 사용하면 절대 안 됩니다. 그것은 아주 치명적입니다. 환자 개인뿐만 아니라 한 사회 전체의 면역력과 관련된 문제이기 때문입니다. 항생제는 세균을 없앱니다. 문제는 몸에 필요한 세균까지 없애버린다는 것입니다. 자신의 몸을 믿고 확신을 하십시오. 여러분의 몸은 바이러스를 물리칠 수 있습니다. 항생제는 감기보다 더 큰 문제를 유발할 뿐입니다. 항생제가 감기 치료에 도움이 된다는 증거는 없습니다."

감기와 감기약에 대한 인식, 조금은 바뀌셨나요?

제6부

경희대학교 한의과대학
건강 정보 신문 《헬스앤메디슨》 편집 위원
경희미르한의원 은평점 대표 원장

이병주 원장

변비와
알로에

변비는 왜 생길까요? 섬유질을 적게 섭취한 경우는 편식하지 않으면 되니까 이 경우를 제외하고는 대개 다음의 셋으로 나눌 수 있습니다.

첫째, 대장이 말라서 옵니다.

나이 드신 분이야 영양을 충분히 섭취하지 못하므로 몸도 수척해지고 변비에 잘 걸리시겠지만, 멀쩡한 젊은 사람도 장이 마를 수 있습니다. 그 이유는 열이 나기 때문입니다. 그럼 열은 왜 날까요? 쉽게 생각해서, 그 사람이 열을 내었기 때문이죠.

즉, 마음이 초조 불안하고 안달을 낼 때, 혹은 긴장을 하고 애를 쓸 때, 혹은 걸핏하면 짜증을 내고 토라질 때 우리의 몸은 유연성을 잃고 미열이 생겨 진액과 수분을 말리게 됩니다. 이런 현상이 피부에서는 가려움증으로 나타나고, 위장에서는 속 쓰림으로 나타나며, 대장에서는 변비로 나타납니다. 입시생이나 혼기를 놓친 여성의 변비도 대개 여기에 속합니다.

둘째, 대장이 활발하지 못해서 오는 경우도 있습니다.
비만한 사람은 내장에 기름이 많아 장의 운동이 부드럽지 못하고 둔하게 움직이므로 대변이 장에 오래 머무르게 되어 변비가 되기 쉽습니다. 또한, 내성적이고 우울증이 있는 사람, 사소한 일에 걱정 근심을 하는 사람, 매사에 불만이 많고 부정적으로 보는 사람은 내장의 움직임도 느리고 게을러지므로 대변이 잘 배출되지 않는 경우가 많습니다.

셋째, 기운이 없어서 변비가 생기는 경우도 있습니다.
개가 똥을 눌 때 엉거주춤하니 꾸부정하게 해서 온몸으로 애를 쓰는 것과 같이, 대변보는 데는 여간 힘이 필요한 게 아니죠. 그런데 장이 무력해서 대변을 밀어낼 힘이 부족한 사람은 시간이 되어도 마렵지도 않고 억지로 가서 앉아 있어도 감감무소식입니다. 즉, 원기 부족이 장에 나타날 때 변비가 됩니다.

우리 몸은 체온을 유지해야 하고 장 역시 따뜻해야 제 기능을 발휘합니다. 그러므로 배를 차갑게 하거나 찬 걸 많이 먹으면 설사를 하게 되는 것입니다.
그런데 변비가 있다고 녹즙을 너무 많이 먹거나 아침마다 냉수를 마시거나 성질이 냉한 알로에를 계속해서 먹게 되면, 변비증 있는 사람이니까 배변 작용이 있다고 할 수 있지 장이 좋아지는 것은 아닙니다. 보통 사람 같으면 설사가 났을 테니까요. 설사약이나 관장약이 장을 튼튼하게 하기는커녕 더 나쁘게 하는 것과 같은 원리입니다. 그러므로 가장 좋은 방법은 병의원에 방문하여 적절한 진단과 치료를 하는 것입니다.

쑥
이야기

이른 봄의 쑥은 도시에서도, 약수터 근처가 아니라도, 흙만 있으면 어디에서나 얼굴을 내밀므로 쑥국도 끓여 먹고 찌개에도 넣고 쑥떡도 해 먹는 등 우리에게 매우 친숙한 식물입니다. 게다가 쑥은 식품 이외에도 약효가 뛰어나서 정식 한약재로 사용되고 있죠.

쑥잎은 앞은 녹색이고 뒷면은 희며 오래되면 누렇게 변하는 등 그 색이 다양합니다. 또 잎이 두텁고 부드러워 사람으로 치면 온후하고 인정 많은 느낌을 받게 하는 식물입니다. 그래서인지 쑥은 특별히 모나지 않고 여러 경우에 순순하고 무던히 잘 화해시키는 약으로 분류되어 오고 있습니다.

쑥은 따뜻한 성질이라, 여성의 경우 자궁이 약해서 약간만 무리하고 오래 서 있으면 하복부가 멍하니 하혈할 기미가 있거나 피가 약간씩 비칠 때, 인삼, 황기와 함께 마른 쑥을 먹으면 도움이 됩니다. 생즙을 내어 먹을 수도 있고요.

여성들이 하혈하면 나쁜 피가 맺혔다 해서 이 어혈을 터뜨려 배설해야 하는 것으로 알고 있는 경우가 많습니다. 물론 그런 경우도 있습니다만, 가령 그릇에 담아 놓은 피가 저절로 움직이는 것이 아니고 젓가락으로 휘저어야 움직이듯이 사람 몸속에서도 피가 생명 기운을 받아야 돌아다닐 수 있습니다. 그러므로 어혈이란 피 자체의 탓이 아니라 기운을 못 받아서이니 기운을 통해 주는 것이 원칙입니다.

기운이란 활동력이니 따뜻한 것입니다. 피 또한 따뜻해야 잘 움직이며 차가워지면 순환이 잘 안 됩니다. 그런데 허약하든지 식생활을 불규칙으로 해서 배가 차가워진 여성은 자궁 주위 조직체의 모세 혈관도 수축하기 쉬우므로 약간의 무리에도 출혈이 잘 발생하는 것입니다. 그러므로 심한 경우가 아니라면 쑥을 먹음으로써 그 따뜻한 성질로 하복부를 데워서 혈행을 부드럽게 하면 출혈도 예방할 수 있고 지혈에도 도움이 됩니다.

마찬가지로 장이 약해서 배가 자주 아프거나 설사를 자주 할 때도 도움이 됩니다. 다만 스트레스를 풀지 못해 혼자서 잘 씨근덕거리는 사람은 가슴에 열이 자주 느껴질 것이니 이런 사람은 많이 먹지 않는 것이 좋을 듯합니다.

인진쑥은 간에
과연 좋은가?

더위지기쑥은 우리나라 각지에 흔히 나는 여러해살이풀입니다. 사람들에게 인진쑥으로 알려져 있고 간염이나 황달 혹은 그저 간이 나쁠 것 같다고 생각되는 사람이라면 한 번쯤 먹어 보았거나 아니면 이름이라도 들어보았을 정도로 유명합니다. 중국과 일본에서는 사철쑥을 인진으로 쓰는데, 국 끓여 먹을 정도로 순하지만, 약성이 약합니다.

우리가 간을 이야기할 때 위장에서 먼저 탈이 나서 간에까지 영향이 가서 간의 염증이나 황달이 되는 경우와 간 자체가 시달려서 염증과 황달을 일으키는 경우로 나눠 볼 수 있습니다.

위장이 먼저 탈이 나는 경우는 주로 술과 음식이 원인이 됩니다. 위와 장은 음식을 받아 다른 장기의 도움으로 좋은 영양을 만들어내야 피도 맑고 좋으나, 술 마시는 사람은 흔히 위장이 술에 혹사당하는 바람에 염증이 나서 피가 탁해집니다. 맑은 개울도 소나기가 오면 흙탕물이 되는 것과 같죠. 이렇게 구정물처럼 된 피를 간이 전부 소독하려면 부담이 오므로 간이 억지로 애를 쓰다가 염증이 나고 황달이 오게 됩니다. 술 이외에도 평소 위가 좋아 잘 먹고 살도 찐 사람이 과식하거나 음식에 중독되어도 이처럼 됩니다.

인진은 바로 이럴 때 씁니다. 주로 **뻑뻑**해진 위장에 작용하여 그 쓴맛으로 장위의 염증도 잘 식혀 주고 황달에도 쓸 수 있는 것입니다.

그러나 술도 안 마시고 과식도 하지 않는 사람도 간이 나빠지는 수가 흔히 있는데, 이것은 신경성으로 온 것입니다. 바람이 불면 나뭇잎과 나뭇가지가 제일 먼저 흔들리듯이 우리 정신이 편하지 않고 불만과 짜증, 불안, 초조, 실망과 낙심을 할 때 온몸에 영향이 가겠으나 특히 간과 쓸개가 당장 활동에 지장을 받습니다. 어떤 조직이든 정상 활동을 못 하면 자연히 찌꺼기가 생겨 조직이 일부 막히는데, 이렇게 막힌 조직으로 계속 기능을 하자니 애가 쓰이고 또 감정의 기복도 심하다 보니 간과 쓸개가 염증이 나기가 쉽고 심하면 황달도 옵니다.

이럴 때는 별 효력을 내지 못하는데, 그 이유는 인진쑥은 소화기 쪽 조직으로 잘 가는 것이지, 신경계통을 다스리는 약이 아니기 때문입니다.

그러므로 감정으로 간이 시달리고 있는 사람은 인진쑥이 해당 안 될 뿐 아니라 많이 먹으면 오히려 위장이 식어서 소화력이 떨어지기도 하니 주의해야 합니다.

한약을 먹으면
살이 찐다?

한의원에 오기는 왔고, 한약을 먹어야 할 것 같긴 한데 한약을 먹으면 살찔까 봐 걱정하는 사람들이 뜻밖에 많습니다. 왜 이런 이야기가 나왔는지 알아보고 사실인지 아닌지 알아보도록 하겠습니다.

주로 한약을 먹으면 입맛이 좋아지니 많이 먹게 되고 그러면 살찌는 것이 아니냐고 많이들 생각합니다. 이 말이 듣기에는 아주 그럴듯하죠. 그러나 잠깐 생각해 봅시다. 건강한 사람은 식욕이 없을까요? 아닙니다. 그런 사람들이 다 비만해질까요? 그것도 아닙니다.

보통 건강한 사람들은 자기 키에 알맞은 체중을 유지하면서 식욕도 좋으며, 적당히 먹고 나면 배가 불러 자연히 과식하지 않게 됩니다. 반면에 살찌는 사람 중에는 저도 모르게 과식하며 시장기를 비정상적으로 빨리 느껴 간식을 자주 먹는 경우가 많습니다.

한약의 궁극적인 목표는 모든 기능을 정상화하는 것입니다. 입맛이 없는 사람은 위장이 식은 것이니 다시 활동적으로 되도록 도와주고, 식욕이 지나치게 좋고 허기를 자주 느끼는 사람은 위장이 달아올라 있는 것이니 이를 바로잡아서 식욕 항진이 없어지고 허기지지도 않게 하여 과식을 하지 않아도 되게끔 해 주는 것이죠.

체격에서도 야윈 사람도 뚱뚱한 사람도 정상이 아니니 보통 체격이 되도록 도와주는 게 한약이지, 야윈 사람이 한약 먹고 뚱뚱해진다든지 뚱뚱한 사람이 한약 먹고 말라깽이가 되도록 하는 것이 아닙니다.

이렇게 설명해 줘도 아직 의아해하는 사람들이 있습니다. 주위에 보니 한약이나 보약을 얼마쯤 먹고 난 뒤로 밥을 막 먹어 재끼더니 결국 뚱뚱해졌다는 사람들이 여럿 있더라는 겁니다.

우리는 이것을 이렇게 설명합니다. 물론 한약을 잘못 써서 위장이 달아오르게 하는 경우도 있습니다. 막힌 도랑에 물 붓기 격으로 뻑뻑한 위장에 걸쭉한 보혈제를 남용한다면 위장이 더 달아올라 식욕 항진이 될 수도 있는 것입니다. 그러나 이런 경우는 비전문인이라면 몰라도 정식 6년제 교육을 받은 한의사라면 거의 있을 수 없는 일입니다.

오히려 한약 탓이라기보다 요즘같이 비만해지기 쉬운 환경이 문제가 아닐까요? 음식이 풍족하고 어릴 때부터 육식을 하고 있으며 간식을 즐기고 더구나 복잡한 세상에 스트레스를 받으면 위장이 달아올라 과식을 하기 십상이니까요. 까마귀 날자 배 떨어진다고, 생활 환경이 자신을 살찌게 하는 것은 아닌지 둘러봐야 할 것입니다.

복약 중
가려 먹을 음식

한약을 복용하고 싶어도 가릴 음식이 많아 불편해서 못 먹겠다는 분들이 있습니다. 흔히 닭고기, 돼지고기, 술, 밀가루 음식이 그렇고 맵고 짠 자극성 음식, 커피, 담배 같은 기호 식품, 심지어 무나 녹두도 입에 오르내립니다. 기본적으로 이런 걸 다 가려야 하는 줄 아는 사람이 아직 있는 듯합니다. 그러나 이것은 한약 때문에 가리는 게 아니라 그 사람의 소화 능력과 병의 성질 때문에 가리는 것입니다.

닭고기, 돼지고기는 우리가 즐겨 먹는 음식이지 괴상하고 꺼리는 음식도 아닙니다. 밥도 소화시키지 못해 죽 먹을 사람에게야 이런 육류를 당분간 가리라고 하는 것은 당연하나 영양이 부족한 사람이 위장이 괜찮을 때는 가릴 이유가 전혀 없습니다. 또한, 살찌기 싫은 사람은 알아서 많이 먹지 않을 것이니 이것도 각자가 판단할 일입니다.

술은 흥을 돋우는 성질로 봐서도 알다시피 소량을 마시면 약이 전신에 퍼지는 것을 도와주기도 합니다. 다만 폭주를 하거나 다음 날 곤할 정도로는 마시지 말자는 것이죠.

밀가루 음식이라는 것도 다분히 기호에 관계되므로 좋아하기도 하고 소화에도 지장 없을 때는 구태여 가리지 않아도 됩니다. 빵 먹고 속이 편치 않은 사람이야 말 안 해도 안 먹을 테니까요.

무, 녹두 등도 식품이지 그 자체가 약과 상극되는 무슨 성질이 있어서 머리가 센다든지 약 효력이 없어진다든지 하는 게 아닙니다. 이전에 게와 참기름을 같이 먹으면 죽는다느니 하는 등의 미신이 유행하던 때를 생각해 보면 그 답을 알 수 있습니다.

한의학에서 음식을 가린다는 것도 고혈압이나 당뇨, 신부전 환자에게 식이 요법을 하듯이 그런 차원에서 말하는 일종의 식이 요법입니다. 그러므로 모든 것은 위장 기운을 봐 가며 섭취해야 함을 명심해야 합니다.

식사 습관이나 소화에 문제가 없고 그 병에 음식이 직접 상관이 없는 사람이라면 한약 복용 중에 가릴 음식도 딱히 없는 게 원칙이라고 생각하면 될 것입니다.

찬
음료수

아이가 찬 것을 찾는다고 열이 많다고 생각하는 부모님들이 많은 듯합니다. 그러나 사실은 찬 것이 아이에게 매우 좋지 않기 때문에 이 문제는 반드시 확인해 볼 가치가 있습니다.

술안주로 짠 것을 드시거나 찾는 분을 본 적이 있을 것입니다. 술에 시달릴 대로 시달려 위(胃)가 자력으로 움직이지 못하기 때문에 위장이 거의 필사적으로 자극을 원하는 경우입니다. 그러므로 다른 안주는 입에 맞지 않고 소금이 들어가면 그 짠맛에 위가 일시적으로 조금 활동하기 때문에 짠 것을 술안주로 찾는 것이죠.

노인이 입맛이 없어 어떤 반찬은 쳐다보기도 싫어하면서 유독 짠 김치나 자반고등어에는 젓가락이 가는 경우도 이와 같습니다. 입맛이 없다는 것은 위가 힘이 없기 때문이므로, 위를 자극할 만한 반찬이라야 구미가 도는 것입니다.

이런 예로 보아 서너 살밖에 안 된 어린아이가 따뜻한 물을 싫어할 이유가 없는데도 불구하고, 따뜻한 물은 잘 마시지 않고 찬물은 곧잘 마신다면, 이것은 위장이 약해져서 자극을 원하는 것이지 속열이 많다고 속단해서는 안 됩니다. 오히려 찬 것을 자꾸 마시면 알게 모르게 위장은 더욱 약해지고 맙니다.

우리 몸은 체온과 비슷한 온도의 음식일 때 가장 부담을 적게 느낍니다. 건강한 사람이야 찬 걸 먹어도 견뎌낸다는 것이지 결코 좋은 것은 아니며, 약한 사람은 조만간 탈이 나고 말 것입니다.

아직도 항간에 아이들에게 찬 걸 먹으면 장이 튼튼해진다는 말을 들었다며 태연히 찬물이나 음료수를 마시도록 내버려 두는 부모들이 있는데, 이는 자녀 건강을 위해서라도 개선되어야 할 부분입니다.

그러잖아도 단 걸 많이 먹어 위장이 게을러지고, 육류를 일찍부터 즐겨 먹어 위가 시달리기 쉬운데, 찬 것까지 더해 놓으면 아이가 허구한 날 감기를 달고 있고 각종 알레르기 질환에 시달릴 것입니다. 또 중이염, 비염, 편도선염을 잘 앓게 되고, 쉽게 피로해 하며 신경질적이되는 경우들이 많게 되니, 이와 무관하지 않을 것입니다.

꿀

꿀은 사람들에게 그저 좋은 것으로 알려졌는데, 사실은 그렇지 않습니다. 꿀을 먹고 소화가 더 안 되거나 설사가 나는 사람도 있고, 가슴이나 얼굴에 열이 차올라서 먹지 못하겠다는 사람도 있으며, 원하지도 않은 체중이 늘어나서 당황하는 경우도 있으므로 꼭 알고 먹어야 합니다.

첫째로 꿀는 효능은 영양을 도와 조직을 윤택하게 하는 것입니다. 꿀은 특유의 끈적거리는 것으로 알 수 있듯이 매우 윤택한 성질이 있어 바짝 마른 조직을 촉촉이 적셔 주며, 단맛은 마르고 긴장된 조직을 느슨하게 이완시키는 역할을 하므로 예전부터 입안에 혓바늘이 돋거나 하얗게 패일 때, 목 안이 부어 아플 때 직접 바르거나 꿀물을 머금었던 것입니다.

그러므로 야윈 사람이 위장이 건조해서 쓰리고 따갑고 아플 때나, 대장이 건조해서 변비가 잘 되는 사람도 꿀물을 자주 마시면 통증도 진정되고 변 보기도 수월해집니다.

이렇게 꿀이 지닌 성질에 가장 어울리는 체질은 몸이 마르고 성격이 초조한 사람들입니다. 초조 불안하고 바쁘고 조급한 성격은 마음으로 기운을 많이 쓰니 몸속이 자주 더워져 이 열로 우리 조직이 차츰 마르게 되기 때문입니다. 그러나 이런 사람도 한꺼번에 많이 먹으면 식욕이 떨어질 수 있습니다.

반면에 살찐 사람이나 술을 즐기는 사람이나 과자 많이 먹는 꼬마들은 오히려 내장 활동이 둔하거나 지쳐 있으므로 꿀과 같이 단 것을 즐겨 먹으면 내장이 더 게을러져 앞에서 말한 여러 부작용이 나기 쉽습니다. 이런 사람은 변비도 장이 마른 게 아니라 장을 움직일 기운이 약해서 생긴 것이므로 꿀은 해당하지 않고, 지방이 많은 육식을 피하면서 채식을 즐기는 것이 바람직합니다.

체질에 상관없는 경우도 있습니다. 어쩌다 과격한 육체 활동을 했을 때는 꿀이 체력을 빨리 회복할 수 있도록 돕습니다. 또 못이나 낫에 다치거나 가시에 찔린 자리에 독이 올라 퉁퉁 붓고 열날 때 꿀을 바르거나 꿀물을 진하게 타서 후끈후끈하게 마시고 땀내면서 푹 자면 독이 빨리 풀린다는 속설이 있으니 참고할 만합니다.

배가 차다

알고 보면 배가 찬 사람이 매우 흔합니다. 예전에는 나이 드신 분들이나 '무릎이 시리다', '등에 찬바람이 난다', '배가 차갑다'고 했는데, 요즘은 젊은 사람이나 심지어 아이들도 배가 차다고 합니다.

사람이 배가 차가우면 대체로 힘을 쓰지 못합니다. 배가 찬 것 때문에 심장 피가 잘 내려오지 못하면 다시 위로 역류하여 감정은 더 불안정해지고 팔다리, 특히 다리 쪽으로 가는 순환에 지장이 생기기 때문입니다.

그런데 배가 찬 사람도 체온을 재 보면 정상이죠. 배는 차가운데 체온계로는 오히려 열이 있을 때도 있습니다. 그 차이가 무엇일까요?

우리가 체온을 재는 것은 겨드랑이나 혀 밑, 항문을 이용하여 몸속

온도를 알려는 것입니다. 그런데 온몸이 한 덩어리로 열전달이 잘 되고 있을 때는 이렇게 재어도 문제가 없지만, 건강에 균형이 깨어지면 그렇지 않습니다. 얼굴은 달아오르고 가슴이 답답해 죽겠는데 배는 얼음장처럼 찬 것입니다. 따뜻한 이불 밑에서 자고 있는데도 다리는 여전히 시려서 잠이 들지 않는 경우도 마찬가지고요.

이처럼 체온과 상관없이 배가 차다는 것은 심장과 배가 따로 논다는 말입니다. 심장 활동이 발바닥까지 잘 전달된다면 우리 몸 어디도 차갑다, 시리다는 느낌이 들지 않을 것입니다.

이렇게 배가 찬 것은 술을 자주 마신다든지 식사가 불규칙적이어서 위와 장이 약해졌기 때문입니다. 또 자연 유산이나 소파 수술을 자주 하여 자궁이 약해진 경우는 직접적으로 배가 찬 이유일 것입니다. 그러나 고민이 많은 부인, 짜증이 많은 남자, 생각이 많은 학생, 우울한 아이들, 초조한 아버지, 불만 많은 어머니들 역시 배가 찹니다. 다시 말해 위, 장, 자궁 이외에 우리의 감정 상태도 이런 균형을 잘 깨뜨리는 것을 알 수 있습니다. 즉 긴장, 초조, 불안, 짜증은 열이 뜨게 하는데, 이때 아래가 식게 됩니다. 또 생각과 걱정은 위장 활동을 억압하여 윗배를 차게 하고, 실망, 낙심, 공포 역시 장기적으로 아랫배를 차갑게 합니다.

마음이 어지간히 넓은 사람이 아니면 살다가 배가 식기가 쉽겠고, 그러면 위로 열이 잘 달아오르니 차가운 물이나 음료수를 마시고 싶어 할 것입니다. 그러나 그것도 순간일 뿐, 마시고 나면 차가운 배가 더 차가워져 악순환이 반복됩니다.

한의학에서는 배가 차갑다는 것을 매우 중요시하여 예전부터 배를 따뜻하게 하는 사인, 초두구, 백두구, 계피, 계지, 건강, 소회향, 부자 등을 활용하여 치료해 오고 있으니, 각종 검사를 했는데도 이상이 없다고만 한다면 가까운 한의원에 방문해 보는 것도 좋을 것입니다.

감기와
쌍화탕

복잡한 사회에서 현대인은 대개 지쳐 있기에 약간의 날씨 변화에도 감기를 앓곤 합니다. 우리가 화내면 기운이 떠서 상기되고 겁을 먹으면 얼굴의 하얗게 질리는 것처럼 하루에도 수십 번씩 감정이 변합니다. 이렇게 되면 기운이 지치고 혈액 순환이 어려워져 감기 바이러스를 밀어낼 힘도 없게 됩니다.

이처럼 감기는 원기 부족이니 기운을 보충해야 합니다. 항간에 원기 부족에는 영양을 보충하면 된다고 아는 사람이 많은데, 이는 사실과 다릅니다. 영양은 오장육부의 정상적인 신진대사를 거쳐 비로소 기운으로 되는 것이지, 영양분을 먹었다고 당장 기운이 나는 것이 아닙니다. 오히려 기운이 부족한 사람은 소화력도 약하므로 과다한 영양 섭취는 감기를 더 악화시킬 수 있습니다.

우리나라는 약 광고의 비중이 큰 편입니다. 독일은 아예 국민에게는 약 선전을 하지 않고 의사에게만 하게 되어 있습니다. 우리는 독일과 여건이 다르기는 하지만, 약의 남용 목소리가 점점 높아져 가고 있는 현실을 고려하면, 감기라고 너무 쉽게 시중의 雙和湯 같은 드링크제에 기대를 거는 것은 바람직하지 않습니다.

雙和湯 계통은 본디 초기 감기약은 아닙니다. 雙和湯에 들어 있는 작약이라는 약은 원래 그 성질이 좀 냉하고 오그라뜨리므로 가뜩이나 우울한 일이 많은 우리 시대에 사람들의 원기를 더 위축시킬 우려가 있고, 좀 비만한 사람이나 소화가 어려운 사람에게 습기를 더 조장할 수도 있습니다. 또 배가 찬 사람이 雙和湯을 장복해서 배가 더 차가워지면 낭습증(사타구니에 땀이 많이 남)이 되는 경우도 있습니다. 사람마다 체질이 다르거니와 감기는 날씨에 따라 그 유형을 달리하니 일률적으로 치료해서는 안 될 것입니다.

한의사는 감기 하나에도 감별 진단을 하여 치료하도록 6년 동안 교육받은 사람으로서 수십 종의 처방을 참고하여 치료합니다. 이것이 한의학의 특성이며 장점이죠.

감기가 잦거나 오래 끌어 고생하는 사람은 이제는 임시방편만 할 것이 아니라 전반적 체력에 대해 인근 한의원에서 상담해 보는 것도 좋은 방법일 것입니다. 또한, 생활 습관이 중요한 만큼 가정에서는 감기 중에는 가볍게 식사하고 하루에 단 한 시간이라도 따끈한 생강차와 함께 한가로운 시간을 가져 보기를 권합니다.

대추와
인삼

진료실에서 대화하다 보면 인삼에 대추 넣고 물을 끓여 마셔 보니 가슴이 답답하고 머리가 아팠다며, 자기는 인삼이 안 맞는 게 아니냐는 분들이 있습니다. 그러나 놀랍게도 그런 사람 가운데 상당수가 인삼을 즐겨 먹어야 할 사람입니다.

그러면 어디서 부작용이 났을까요? 왜 사람들은 대추를 의심하지 않을까요? 대추는 걸쭉하고 단맛이 있어 배고플 때 한 주먹 먹으면 요기가 될 정도로 영양가가 많습니다. 그런데 요즘 사람들은 식생활이 개선되어 체격도 좋고 영양이 과잉인 사람이 많죠. 설령 영양이 부족한 사람이라도 그 원인이 음식이 부족해서가 아니라 오히려 신경성으로 위장이 약해져서 마음껏 영양을 소화 흡수시키지 못하기 때문인 경우가 많습니다. 이럴 때 대추를 많이 달여 먹으면 영양 과잉인 사람은 살이 더 찔 수도 있고, 위가 약한 사람은 위장 장애가 더 심해집니다. 그래서 대추는 한의서에 분명히 적어 놓았듯이, 배가 더부룩하고 가슴이 답답한 위장 장애가 있는 사람은 먹어서는 안 됩니다.

인삼은 본디 위를 튼튼히 하는 약입니다. 그런데 인삼 달일 때 대추를 한 되나 반 되를 넣고 달였으니 대추 때문에 소화가 안 되어 가슴이 답답하고 얼굴에 열이 달아오를 수밖에 없죠. 이걸 모르고 애꿎은 인삼 탓만 합니다.

물론 인삼을 먹어서는 안 될 경우도 있습니다. 허약한 사람은 조금씩 먹어야지 인삼을 갑자기 많이 먹으면 약에 취하게 됩니다. 또 다혈질인 사람이 마음이 복잡하고 스트레스를 받아 신경성 열이 있는 경우에 먹으면 인삼이 기운을 더 뜨게 하니 어지러워서 혼이 나기도 합니다. 그러나 이런 경우라도 맥이 약하다면 지쳤다는 말이니 원기 돋우는 인삼을 쓰되, 맥문동 등을 같이 써서 약끼리 서로 견제하고 상호 보완하게 하면 인삼이 독재하지 않게 되어 부작용 없이 효력을 냅니다. 자세한 것은 인근 한의원에 문의하여 상담하는 것이 좋습니다.

대추 같은 흔한 식품이라도 좋은 점만 믿고 함부로 먹을 것이 아니라 부작용을 알고 먹어야 합니다. 위가 약한 사람은 죽을 먹어야지 고기를 구워 먹을 수 없듯이 인삼, 백출 같은 건위제를 먹어야지, 대추, 숙지황 같은 눅진하고 소화에 부담을 주는 것은 조심해야 합니다.

제7부

경희대학교 한의학 박사

전) BK한의과학사업단 연구원

전) 제주한의사회 학술부회장

전) 대한한의사협회 국제 이사

경희미르한의원 제주점 대표 원장

남지영 원장

겨울철 관절통의
관리와 예방

겨울이 되면 관절통이 심해지기 마련입니다. 날이 추워지면 혈관이 수축하면서 관절을 둘러싼 근육 등에 혈액 공급이 원활히 이루어지지 않고, 그렇게 되면 관절이 움직일 때 근육의 유연성이 떨어져 있기 때문에 통증이 잘 발생하는 것입니다. 그래서인지 겨울철 한의원에는 주로 어깨, 허리, 무릎 등의 통증을 호소하는 분들이 많습니다.

이때 한의원에서는 주로 침·뜸·부항 치료를 많이 시행합니다. 관절통이 심하거나 타 질환이 함께 있는 경우에는 한약을 투여하기도 합니다.

침 치료도 다양합니다.
근육의 뭉친 부분을 풀어 주어 관절의 움직임을 유연하게 하는 방법, 혈행을 원활히 함으로써 근육 이완에 도움이 되는 방법, 근막이나 골막을 자극하여 막 부착부를 비롯한 조직을 부드럽게 조화시키는 방법, 전침기를 연결하여 말초 신경로를 자극하는 방법 등이 대표적입니다.

혈 자리에 시행하는 뜸은 근막 조직 재건에 도움이 되며 국소 혈류 및 심부 혈류를 동시에 개선하는 효과가 있습니다.

부항 치료에는 건부항과 습부항이 있습니다. 기본적으로 부항 치료는 국소적 음압을 주어 조직의 혈류를 개선합니다. 습부항의 경우 통증 물질, 염증 유발 물질의 제거에 특히 도움이 되지만, 습부항을 잘못 시행하면 통증이나 염증이 더 심해지는 경우도 있으므로 반드시 의료 기관에서 시술받아야 합니다.

한약 치료는 증상 및 체질 등을 고려하여 진행합니다. 관절통 완화에 한약이 매우 큰 도움이 되므로 관절통이 심하거나 기타 질환이 함께 있다면 한약 처방을 받는 것이 좋습니다.

관절에는 ○○, 뼈에는 ××가 좋다는 등의 민간요법이나 입소문 등이 있지만, 사실 관절통에 특효인 약재는 없습니다. 병의 원인, 구체적 증상, 통증 양상, 과거력 등에 따라 적용 약이 매우 달라질 수 있고, 약을 잘못 복용하면 오히려 안 좋을 수 있으므로 반드시 의료인 전문가와 상의해야 합니다.

관절통 예방을 위해서는 비타민 D에 신경을 쓸 것과, 따뜻한 찜질이나 가벼운 운동 등을 권하고 싶습니다. 특히 겨울에는 일조량과 일조 시간이 줄기 때문에 체내 비타민 D 합성량이 줄어들어 관절염에 악영향을 줄 수 있습니다. 자주 일광욕을 하여 체내 비타민 D 합성을 원활히 하고, 달걀노른자나 우유, 생선, 간 등 비타민 D가 풍부한 음식을 챙겨 먹으면 좋습니다. 또 옷을 따뜻하게 입어 혈관 수축을 최대한 막고, 때때로 온찜질을 하여 혈액 순환을 원활히 하면 통증이나 염증 부종 등이 줄어듭니다. 평소 가벼운 산책이나 스트레칭 등을 하여 관절 가동성을 높이고 근육을 강화하면 관절통 예방에도 아주 큰 도움이 됩니다.

한의사들이 읽어주는 한의학

면역력 높일 수 있는
감기 예방 실천법

　감기는 바이러스성 질환입니다. 면역력이 저하되면 바이러스의 공격에 쉽게 타격을 입을 수 있으므로 면역력을 강화시켜야 신체가 독감 바이러스에 잘 대응할 수 있습니다.

　한의학에서는 정기(正氣 : 신체가 병에 대항하는 능력, 면역력)를 북돋워 주고 사기(邪氣 : 사람을 병들게 하는 외적 요인)를 약하게 하는 것을 질병 치료의 큰 원칙으로 봅니다.

　감기를 예방하려면 당연히 정기를 튼튼히 해 방어력을 키워야 하는데, 정기가 튼튼한 사람은 질병에 잘 걸리지 않을뿐더러 혹여 병에 걸리더라도 증상이 약하게 발생하며 쉽게 치유됩니다.

　한의원에서는 주로 황기(黃芪), 인삼(人蔘), 작약(芍藥), 녹용(鹿茸), 시호(柴胡) 등의 약재를 이용하여 체질에 맞게 면역력을 강화시키는 처방을 합니다. 또한, 오한, 발열, 콧물, 재채기, 기침 등의 증상들을 보일 때는 갈근(葛根), 맥문동(麥門冬), 연교(連翹), 금은화(金銀花) 등을 병의 단계에 맞게 적절히 가감하여 처방합니다.

다음으로 스스로도 할 수 있는 정기(면역력) 키우는 방법을 소개하겠습니다.

첫째, 잘 먹어야 합니다.
뭐든지 골고루 먹되, 자연식품 위주로 섭취하여 몸에서 모터와도 같은 역할을 하는 비위(脾胃)를 튼튼히 하고 각 장부에 좋은 에너지를 보내도록 합니다.

둘째, 충분한 휴식과 수면을 취해야 합니다.
심신의 컨디션을 잘 유지하는 것이 인체 에너지 시스템 강화의 관건입니다. 되도록이면 장부 회복에 효과적인 시간인 자시(子時 : 밤 11시~새벽 1시)에는 잠이 들어 있도록 하는 것이 좋습니다.

셋째, 따뜻한 물을 많이 마십니다.
깨끗하게 정수된 물을 많이 마시면 몸이 맑아집니다. 이때 물의 온도는 미지근한 것이 좋습니다. 차, 커피, 음료수 등은 액체이지만, 체내로 흡수된 뒤의 대사 과정이 물과는 달라서 생수를 마시는 것이 가장 좋습니다. 수시로 자주 마시되 식사 시간 전후로 1~2시간은 물, 국 국물, 찌개 국물을 피하는 게 소화 기능에 도움이 됩니다.

넷째, 체온을 일정하게 유지해야 합니다.

아침, 저녁으로 쌀쌀할 때는 겉옷을 꼭 입어야 합니다. 또 땀을 낸 뒤에는 마른 수건으로 보송보송하게 닦아서 땀이 난 몸에 찬 바람이 닿지 않도록 해야 합니다.

다섯째, 하루 20분 이상 숨이 찰 정도의 유산소 운동을 합니다.

달리기, 제자리 뛰기, 줄넘기, 자전거 등 어느 것이든 살짝 숨이 찰 정도의 강도로 해야 운동 효과가 나며 심폐 기능이 튼튼해집니다.

여섯째, 손을 자주 씻어야 합니다.

손을 청결하게 하는 것이 병의 원인을 피하는 데 큰 도움이 됩니다. 그러나 강박적으로 손 씻기에 집착할 필요는 없습니다. 강박은 정신 건강에도 해로울뿐더러 너무 깔끔한 체하면 질병에 더 잘 걸릴 수도 있습니다.

일곱째, 하루 10분 이상 일광욕을 합니다.

햇볕을 잘 쬐면 호르몬 체계에 도움이 됩니다. 햇볕은 세로토닌, 멜라토닌, 성장 호르몬 등의 분비와 균형에 많은 영향을 미치기 때문입니다. 호르몬 체계의 균형이 잘 맞아야 면역력도 더욱 높아집니다.

어린이 성장 과정에서
신경 써야 할 점

성장이란 몸을 이루고 있는 세포의 수가 증가하고 세포의 크기가 커지는 신체의 길이(키) 성장과 체중의 증가, 그리고 심장, 간, 폐, 뇌를 비롯한 장기의 크기와 무게의 증가 및 각 장기의 기능이 점차 발달해 가는 과정을 통틀어서 일컫는 말입니다.

성장에 영향을 미치는 요인은 유전, 질환(비만, 비염, 아토피 등), 스트레스, 운동, 영양 상태, 수면 등이 있습니다. 이 요인들이 안 좋은 상태라면 성장 호르몬 분비가 왕성하지 못하여 더 클 수 있는 키가 덜 크게 되는 성장 장애가 발생하고, 반대로, 이 요인들이 긍정적인 상태로 유지되면 성장이 원활히 이루어집니다.

비만이나 비염, 아토피 등이 있다면 성장에 큰 방해가 되므로 꼭 치료해야 합니다. 특히 아이가 통통한 경우 살이 키로 가니까 걱정하지 말라는 말을 믿고 내버려두는 경우가 많습니다. 식습관 조절과 운동을 통해 체중 조절을 하는 경우는 키가 커질 수 있지만, 비만인 채로 청소년기까지 가게 되면 성장 속도가 또래보다 더디어지는 경우가 매우 많으므로 시의적절하게 치료받아야 합니다.

성장에 유리한 요소들을 자극하는 한의학적 치료법들도 도움이 될 것입니다. 성장 침, 성장 한약 등으로 어린이 건강을 관리할 수 있죠. 또래에 비해 느린 성장 속도를 촉진하고, 표준 체격을 유지하면서 튼튼하게 자랄 수 있도록 하는 것이 관건입니다.

적절한 심리적 자극은 성장은 물론 몸 전체의 건강에 도움이 되지만, 스트레스를 많이 받으면 성장에 도움이 되지 않는 호르몬 분비량이 증가합니다. 그러므로 아이들이 마음을 편안하게 유지할 수 있도록 부모님들이 도와주어야 합니다. 운동은 줄넘기나 달리기 혹은 배드민턴, 축구, 농구처럼 중력 반대 방향으로 움직이는 운동이 좋습니다. 수영도 성장에 도움이 되는 좋은 운동이지만, 비염이 있는 어린이들은 수영보다는 다른 운동이 더 적절합니다.

세 끼 꼬박꼬박 챙겨 먹고 간식이나 야식은 금하며 자연식품 위주로 싱겁게 먹는 것은 기본입니다. 그중에서도 키 크는 데 도움이 되는 음식은 뼈째 먹는 생선이므로, 무엇이든 골고루 먹되 멸치나 뱅어포 등을 수시로 섭취하는 게 좋습니다.

잘 알려졌다시피 성장 호르몬 분비가 왕성한 시간은 밤 11시~2시 사이, 3시간입니다. 이 시간에는 나머지 21시간 동안 분비되는 호르몬 양의 수십 배에 달하는 양이 분비되므로 그 시간에 숙면을 취해야 성장 호르몬이 원활히 분비됩니다. 또 일찍 자는 것이 중요한 만큼 잠자리 환경도 조용하고 어둡게 유지되어야 숙면에 도움이 됩니다.

학부모들이 본인들 키가 작아서 아이들 키도 크지 않을까 봐 걱정하는 경우가 많습니다. 키 성장에서 선천적 요인은 당연히 중요하죠. 게다가 선천적 요인은 노력해서 달라질 수 있는 부분이 아니므로 많은 학부모와 학생들이 실망하고 포기하는 경우도 있습니다.

하지만 선천적 조건이 실제 성장에서 차지하는 비중은 20~30% 정도로 생각보다 크지 않습니다. 나머지 70~80%를 차지하고 있는 복합적인 요인들은 후천적인 노력으로 개선될 수 있는 부분이므로, 노력과 함께 전문적인 도움을 받으면 긍정적인 결과를 기대할 수 있을 것입니다.

한약재, 의료용과 식품용이
다른 것 알고 계셨나요?

웰빙 생활 시대를 맞이하여 먹을거리, 입을 거리 등 모든 생활에 변화가 생겼습니다. 최근 한의사를 상대로 한약재와 관련된 먹을거리나 건강식품에 대한 문의도 많이 이어지고 있고요.

한약재는 용도에 따라 의약품용, 식품용으로 분류합니다. 한의원이나 한방 병원에서는 식품의약품안전처 관리 아래 의약품용 한약재만을 사용할 수 있으며, 이를 어길 시에는 면허 정지나 벌금 등의 처벌을 받게 됩니다.

의약품용 한약재는 식품의약품안전처 기준에 따라 엄격히 품질 검사를 받습니다. 제약 회사에서 잔류 농약 검사, 중금속 검사 등을 통과해야만 비로소 한의원으로 유통되고, 의약품용 한약재에는 제품

명, 생산자, 주소, 포장 날짜 등이 기재되어 있습니다. 수입 한약재의 경우 원산지, 수입자, 검사일, 검사 기관 등도 기록됩니다. 이에 따라 어떤 약재가 어떤 경로로 유통되었는지 이력을 추적할 수 있으니, 한약은 한의원이나 한방 병원에서 처방받아 먹는 것이 가장 안전하고 정확합니다.

우리나라 사람들은 전통 의학에 친숙하며 전통 의학이 생활 속에 많이 스며 있기 때문에 자가적으로 조제해서 먹는 경우가 많습니다. 식품용으로 유통되는 한약재도 많아서 가능한 일이죠. 그러나 식품용 한약재와 의료용 한약재는 이름이 같더라도 품질이나 특성이 매우 다를 수 있기 때문에 주의해야 합니다.

그리고 특정 약재에 대한 광고가 이뤄지는 시기에는 그 약재가 동날 정도로 전 국민이 먹다시피 하는 분위기가 있는데, 모든 약은 효능과 부작용을 동시에 지니고 있다는 것을 잊어서는 안 됩니다. 특히 한 가지 약물로만 구성된 단미제(單味制)는 치료 범위가 한정되어 있을뿐더러 부작용이 발생할 우려가 큽니다.

인삼(人蔘), 홍삼(紅蔘), 녹용(鹿茸), 숙지황(熟地黃) 등은 매우 잘 알려진 효과적인 약재이며, 식품용으로도 사용할 수 있습니다. 그러다 보니 이들을 이용한 건강식품도 많이 개발되어 있죠. 그런데 많은 양을 복용하면 당장에 부작용이 나타나겠지만, 적은 양을 꾸준히 복용할 경우도 절대로 안전하지 않습니다. 오랜 시일 동안 서서히 조금씩 부작용이 쌓이기 때문에 몸이 안 좋아질 때쯤이면 무엇 때문에 건강이 무너졌는지 알 수 없게 됩니다.

적절한 약물들을 서로 배합하면 치료 범위가 넓어지고 효과가 증대 될 뿐만 아니라 예기치 않은 부작용을 최소화할 수 있습니다. 이처럼 여러 가지 약재들로 구성된 처방을 복합 처방이라고 하며, 개인의 체 질, 증상, 기혈 순환 상태, 장부 균형 상태 등에 따라서 처방 구성이 매우 달라지므로 전문가에게 진찰받은 뒤 복합 처방을 복용하는 것 이 가장 바람직합니다.

여의치 않아 식품을 선택할 때도 반드시 식약처 기준에 따른 여러 가지 검사를 거친 안전한 약재인지 꼭 확인해야 합니다. 특히 건강 기 능 식품 중에는 약재 함량은 적고 향료 및 색소나 첨가물 등이 많이 들어간 경우도 있기 때문에 반드시 구성물을 확인해야 합니다.

냉방병의
원인과 예방

장마 같지 않은 장마가 지나가고 훅훅 찌는 듯한 더위가 여러 날 지속되면 에어컨을 켜지 않고는 견디기가 힘듭니다. 더구나 우리나라 여름 날씨는 습도도 높아서 더위가 더 심하게 느껴지니, 자연스레 냉방기기를 많이 사용하게 되는 것 같습니다.

냉방 증후군(일명 냉방병)은 가벼운 감기 증상과 비슷합니다. 얼굴이나 손발에 뜨겁거나 차가운 느낌이 생기고, 가슴이 두근거리거나 소화가 안 되며 피로감이 느껴지는 등의 증상이 생기죠. 심하게는 고열, 두통이나 어지러움, 구토나 설사 혹은 복통, 근육통 등이 생기기도 합니다.

냉방병은 대개 실내외 온도 차이 때문에 생깁니다. 실내와 외부의 온도 차가 섭씨 5~8도 이상 지속되는 환경에서 장시간 생활할 때 많이 발생하는 것입니다. 뜨거운 실외에 있다가 시원한 실내로 들어오면 신체는 순응하기 위해 몸의 대사 과정을 변화시키게 됩니다. 그런데 이런 상황이 지나치게 반복되면 몸이 지쳐 병적인 증상이 나타나게 되는 거죠.

건강한 사람들은 대개 감기처럼 지나가지만, 허약한 사람들은 관절통이나 월경 불순 등의 심한 증상이 생기기도 하니 가볍게 볼 일은 아닙니다.

그렇다면 냉방병을 예방하기 위해서는 어떻게 하는 것이 좋을까요?

위에 설명한 것처럼 냉방병은 실내외 온도 차이에 반복적으로 노출되면 생기는 것이 대부분이지만, 밀폐된 공간 내에서 오랜 시간 동안 냉한 기운을 접하고 있을 때도 증상이 나타날 수 있습니다. 그러므로 에어컨을 온종일 틀어놓는 곳이라면 1~2시간마다 5~10분 정도 환기를 시키는 것이 좋습니다.

또, 미생물에 오염된 공기가 호흡기에 닿으면, 레지오넬라균이나 곰팡이 등으로 인해 혈액 순환이 원활히 이루어지지 않고 자율 신경계에 변화가 와서 냉방병이 발생하는 경우도 있습니다. 따라서 실내 공기와 냉방 기기의 청결에 특히 신경 써야 합니다.

한국소비자보호원의 분석 결과, 작동 후 3분 동안 배출된 곰팡이의 양이 1시간 동안 배출된 곰팡이 양의 70%라고 합니다. 에어컨 가동 직후 5분 정도 창문을 열고 환기를 시키면 곰팡이를 어느 정도 피할 수 있다는 거죠. 그리고 에어컨 필터나 냉각핀을 자주 청소하고, 에어컨을 끄기 전에 30분 정도 송풍 기능을 가동하여 냉방 기능 이용하는 동안 생긴 물기를 말려 주면 좋습니다.

냉방이 잘 되는 곳에서는 수시로 가벼운 체조나 스트레칭을 하고, 따뜻한 물이나 차를 자주 마셔 몸을 따뜻하게 해야 합니다.

향유차나 칡차가 추천할 만한데요, 특히 칡차는 냉방병으로 혈액순환이 원활하지 않아 목덜미가 뻐근해진 것을 개선하기도 합니다. 둥굴레차를 수시로 마시는 것도 열을 식히는 데 좋고, 오미자차나 매실차도 여름철 건강에 도움이 될 수 있으니 다양하게 응용해 보는 것을 추천합니다.

동의보감(東醫寶鑑)에는 매실을 이용하여 더위를 극복하는 방법도 소개되어 있습니다. 매실을 태워 만든 약재인 오매(烏梅)가 주된 약재로 구성되어 있는 제호탕(醍醐湯)을 마시면 더위 먹어 생긴 열이 풀어지고 갈증이 멎는다고 기록되어 있지요. 제호탕은 오매 600g, 초과(草果) 37.5g, 사인(砂仁) 18.7g, 백단향(白檀香) 18.7g을 곱게 빻아 꿀 3kg에 넣고 고루 섞어 중탕하여 졸여서 만듭니다. 이것을 식혀서 유리병에 넣고 보관하며, 물 1컵에 2숟가락 정도 타서 마시면 됩니다.

무엇보다 가장 중요한 핵심은 여름철에 덥다고 해서 에어컨을 무리하게 가동하지 않는 것입니다. 냉방병은 사람이 온도 차에 적응하지 못하는 과정에서 생기는 증상이기 때문에 실내 기온은 25~28℃, 실내외 기온 차는 5℃ 이하로 유지하는 것이 좋다는 것을 잊지 마시기 바랍니다.

화병

화병(火病)은 울화병(鬱火病)의 줄임말입니다. 화(火)가 쌓여서(鬱) 생긴 병(病)이라는 뜻이죠.

화병은 문화 관련 증후군의 하나로, 미국정신의학협회 DSM-Ⅳ(정신 장애의 진단 및 통계 편람 4판)에서는 한국식 명칭 그대로 "Hwa-byung"으로 표기하고 있을 정도로 한국에서만 발견되는 특이한 증상입니다.

요즘 들어 많은 변화가 있지만, 그래도 아직 한국에서는 희로애락(喜怒哀樂)의 감정을 잘 표현하지 않는 사람이 어른스럽다고 평가됩니다. 그러나 의식적으로는 감정을 자제할 수 있지만, 무의식에는 그것들이 누적됩니다. 머릿속에서는 잊었다고 생각한 감정을, 몸과 무의식은 기억한다는 거죠.

사랑에 빠졌을 때 가슴이 두근거리고 눈빛이 초롱초롱해지는 것, 배가 고파서 힘들 때 꼬르륵 소리가 나는 것, 충격받았을 때 얼굴빛이 달라지는 것 등을 의식적으로 컨트롤할 수 있는 사람이 있을까요?

감정으로 인한 신체적 증상들은 인간이 스스로 조절할 수 없습니다. 게다가 부정적 감정 누적이 심해지면 신체에는 여러 가지 증후들이 지속적으로 나타나게 됩니다.

억울함이나 분노 등이 쌓여서 생기는 화병은 증상이 다양합니다. 소화가 안 되거나 목구멍에서 뭔가 치밀어 오르는 느낌, 목구멍에 뭔가 걸린 듯한 느낌, 숨이 막히거나 이유 없는 가슴 두근거림, 자꾸만 한숨이 쉬어지는 것, 두통이나 어지러움, 손발 저림, 상체 위주로 열이 심하게 나거나 땀이 많이 나는 것, 불면증 등이 대표적이죠. 이러한 증상들은 본인을 괴롭힐 뿐만 아니라 집안일이나 직장 일, 대인 관계에서 어려움을 불러일으킬 수 있으며, 추후 더 큰 질병으로 발전할 수 있기 때문에 반드시 치료해야 합니다.

화병 치료는 그리 쉽지 않습니다. 증상을 호전시킨다 하더라도 환경 개선 없이는 완치가 어렵기 때문입니다. 또 환자가 외부 자극에 반응하는 감정 패턴도 고착화가 되어 있기 때문에 환자가 꾸준히 그 패턴을 깨고자 노력해야 하는데, 이미 좌절감에 휩싸인 상태라 그 의욕을 끌어내기가 참 어렵습니다. 더욱 어려운 것은 환자 본인은 외부 환경의 변화만을 기대하고, 환자를 둘러싼 사람들은 환자의 변화만을 기대하는 경우가 많다는 것입니다.

화병 환자나 가족들에게는 이런 솔직한 조언이 탐탁지 않을 수 있 겠지만, 환자 본인과 그를 둘러싼 환경의 전반적인 개선이 필요합니다. 희로애락을 솔직하게 표현할 수 있는 용기를 가져야 하며, 그런 용기를 내었을 때 지지해 주고 받아들여 주는 환경을 마련되어야 합니다. 그리고 화병 증상으로 지쳐 있는 몸을 달래 주는 치료가 병행되어야 합니다.

대한민국에만 존재한다는 화병. 감정 표현에 서툰 우리나라 사람들이 조금씩 솔직해질수록 화병으로 고생하는 사람이 줄어들 것입니다.

술은 약(藥)이며
독(毒)이다

여름은 낮이 깁니다. 저녁 무렵이 되어도 해가 훤해서 술 한 잔의 유혹이 강해지죠. 더울 때 마시는 차가운 술의 목 넘김은 매력적입니다. 이 때문인지 여름 휴가철이면 음주 운전 사고가 많이 증가한다고 합니다. 그래서 경찰 당국에서도 여름 휴가철에는 음주 운전 단속을 강화하고 있다더군요.

술을 많이 마시는 것은 안 좋지만, 적당한 술은 심장병을 예방하며 소화를 잘되게 하고 정신 건강에 도움이 됩니다. 네덜란드 국립보건환경연구소(Netherlands National Institute for Public Health and the Environment)의 40년에 걸친 연구 결과에 따르면 하루 2g 정도의 알코올은 심혈관 질환의 발생률을 낮추며 예상 수명을 5년 정도 길게 하는 효과가 있다고 합니다.

(◆참고 : 소주 1잔 혹은 와인 1잔의 알코올양은 10g 정도)

그러나 과도한 음주는 오히려 건강에 좋지 않습니다. 잘 알려진 바와 같이 음주는 간염, 간 경화, 지방간 등 간 기능계 질환은 물론 위염, 위궤양 등과 같은 소화기계 질환이나 당뇨병, 심장 마비, 성 기능 장애 같은 질환도 유발할 수 있습니다. 게다가 우울증, 분노 조절 장애, 기억력 저하 등을 발생시킬 가능성이 크기 때문에 지나친 음주는 정신 건강에도 악영향을 미치기 쉽습니다.

유네스코 세계 기록 유산으로 등재된 동의보감(東醫寶鑑)에도 술의 장단점이 기록되어 있습니다. 동의보감에 기록되어 있는 술의 특징은 다음과 같습니다.

"성질이 아주 뜨겁고, 맛은 쓰고 달고 매우며, 독(毒)이 있다. 주로 약 기운을 운행시키고 온갖 나쁘고 독한 기운을 없애며, 혈맥을 통하게 하고 장위(腸胃)를 두텁게 하며, 피부를 윤기 있게 하고, 우울함을 없애며, 화나게 하고, 흉금을 털어놓고 마음껏 이야기하게 한다. 오랫동안 마시며 신(神)이 손상되고 수명이 줄어든다."

술은 약으로 쓸 수 있으며, 소화를 잘되게 하고, 피부도 좋게 하며, 정신 건강에 도움이 되고, 혈액 순환을 원활하게 한다는 내용입니다. 이 기록과 함께 약으로 쓰는 술을 30여 종이나 소개하고 있습니다.

한의원에서 탕약을 처방할 때도 필요에 따라 청주(淸酒)나 황주(黃酒)를 이용해 약효를 높이도록 달입니다. 물론 전문가의 견해에 따라 꼭 필요할 때만 씁니다.

어떤 약이든 마찬가지이지만, 술 역시 양날의 검입니다. 지나친 음주는 건강에 해롭지만 적절한 음주는 좋죠. 균형 잡힌 식사로 위장을 채운 뒤 약간의 술을 곁들이고, 깨끗한 물을 충분히 마셔 해독을 돕는 방법을 취한다면 건강에 도움이 될 수 있습니다. 무엇보다 좋은 안주는 "술을 적게 마시는 것"이라는 사실을 잊지 마시길 바랍니다.

오십견

"특별히 다친 적도 없는데 어깨가 너무 아프고 움직이기 힘들어요."

오십견(五十肩)을 호소하는 분들의 이야기입니다. 이분들은 어깨에 심한 통증이 있으며 어깨의 움직임이 원활하지 않다고 합니다. 그리고 움직이지 않아도 통증이 심해서 잠을 잘 못 이루기도 합니다. 하지만 다쳐서 통증이 생긴 것이 아닌지라 주변 사람들이 환자로 생각해 주지 않는다고 속상해하기도 하며, 30~40대에 오십견이 온 경우 50대도 아닌데 왜 걸렸을까 하는 마음에 억울해하고 의아하게 여기기도 합니다.

오십견은 사실 별명입니다. 원래 진단명은 "동결견" 혹은 "유착성 관절낭염"으로, 만성적인 어깨 관절통과 운동 장애(능동적 및 수동적 운동 범위가 모두 감소)가 특징입니다. 쉽게 표현하자면 어깨 관절을 잡고 있는 근육들이 굳어져서 어깨가 잘 움직이지 않고 아파 "동결견"이라고 칭한다고 생각하면 됩니다. 다만 대개 50대 이후에 잘 생기는 질환이기 때문에 "오십견"이라는 별명이 붙게 된 것입니다.

병의원에서는 물리 치료나 주사 요법 등을 통해 치료를 시도하며, 초기부터 심한 구축을 보이거나 6개월 정도 치료를 받아도 풀리지 않는 경우 수술을 고려하게 됩니다.

한의약계에서는 오십견을 팔과 어깨 부위의 어혈(瘀血 : 혈액 순환 장애와 비슷한 한의학적 개념)로 인한 근육 건강 저하로 봅니다. 따라서 한의원이나 한방 병원에서는 어혈 제거 및 통증 완화를 위해 침이나 부항 시술을 하며 한방 물리 치료 요법도 시행합니다. 심하면 어깨 관절을 튼튼히 하며 근육을 부드럽게 도와주는 탕약을 투여하기도 합니다.

오십견 환자들에게는 적절한 운동 요법도 필요합니다. 다만 발병 초기에는 통증이 너무 심해서 운동을 하지 않는 것이 좋을 수도 있습니다. 통증이 극심한 시기를 지나고 나면 어깨 운동을 해야 하는데, 이때부터는 운동 시 통증이 조금 증가하더라도 어느 정도는 참아야 합니다. 벽을 잡고 무릎을 굽히면서 어깨를 늘여 주는 운동이나 어깨에 손을 얹고 팔을 크게 돌리는 스트레칭이 적절합니다. 집 앞에 공원이 있다면 동그란 도르래같이 생긴 기구로 어깨 운동을 하는 것도 좋습니다. 운동 시에는 어깨 관절이 움직일 수 있는 범위까지 최대한 늘여주어야 하며 천천히 하는 것이 중요합니다. 무리하지 말되 할 수 있는 만큼 끝까지 움직여 근육이 쭈욱 늘어나는 느낌을 천천히 음미하며 운동하시기 바랍니다.

오십견은 다치지 않은 채 통증이 시작되다 보니 그냥 가만히 있으면 낫겠지 싶어서 치료를 미루게 되기도 하고, 한두 차례 치료를 받고 효과 없다고 생각하여 치료를 포기하는 경우도 많습니다. 오십견 치료는 최소 3~4개월을 진행해야 하므로 낙심하지 말고 치료를 받아야 합니다. 합리적인 치료와 스스로 운동 노력이 병행된다면 치료 기간이 훨씬 짧아질 것입니다.

감기와 미세 먼지,
그리고 한방 보험 치료

감기는 바이러스성 질환입니다. 바이러스에 의해 코와 목 부분을 비롯한 상부 호흡기계가 감염된 것으로, 재채기, 코막힘, 기침, 콧물, 가래, 목구멍 통증 등이 대표적인 증상입니다. 몸살기라고 칭하는 근육통과 오한, 미열이나 두통 혹은 소화 불량 등의 증상이 나타나는 경우도 있습니다.

바이러스에 감염되지 않아도 감기 비슷한 증상이 생기는 경우가 있습니다. 요즘 일기 예보에 자주 등장하는 "미세 먼지"가 바로 그 원인입니다. 미세 먼지는 아주 작은 미세한 입자를 말하는데 머리카락 두께보다 훨씬 더 작은 먼지를 말합니다. 석탄이나 석유 같은 화석 연료가 탈 때 나오는 매연과 가스 안에 들어 있는 먼지가 미세 먼지의 대부분이라고 생각하시면 됩니다. 보통 먼지는 코로 호흡하는 과정을 통해 걸러지지만, 미세 먼지는 너무 작아서 걸러지지 않고 코와 기관지를 통과해 폐에 들어가 폐포 안에 쌓이게 됩니다. 미세 먼지가 쌓인 뒤 몸 밖으로 배출되지 않으면 면역력이 떨어지고 각종 호흡기 질환이 발생합니다. 이 때문에 감기와 매우 흡사한 질환이 나타납니다.

감기는 본래 바이러스성 질환이므로 항생제와 특별히 관련이 없습니다. 미세 먼지로 인한 증상들도 마찬가지입니다. 항생제는 바이러스를 죽이는 약이 아니라 세균을 죽이는 약입니다. 그렇다고 항바이러스 제재를 쓰기엔 부작용 때문에 매우 부담되고, 예방 접종도 크게 실효는 보이는 것 같지는 않습니다. 실제로 독감 예방 접종은 수만 가지에 이르는 독감 바이러스 중 WHO가 발표하는 그 해의 예상 바이러스를 대상으로 한 예방 접종에 불과합니다. 만일 그 바이러스가 아닌 다른 바이러스에 의해 독감이 발생하고 그 독감이 유행한다면 독감 예방 접종을 한 사람도 꼼짝없이 독감에 걸리게 되는 것입니다.

한방 감기 치료는 "한 방!"에 증상이 제거되지는 않습니다. 한의학에서는 감기를 평소와 다른 환경 변화(체온, 과로, 스트레스, 과식 등) 때문에 생리 작용이 불균형해져서 몸이 그를 바로 잡는 과정에서 생기는 증상들로 봅니다. 감기로 인해 생기는 몸살, 콧물, 기침, 재채기 등은 몸을 회복시키는 과정에서 생기는 자연스러운 결과로 보기 때문에, 그 증상들을 없애는 것에 크게 의미를 부여하지는 않습니다. 그래서 증상을 없애는 데 집중하는 대신 몸을 빨리 회복시키는 데 중점을 둡니다. 몸이 빨리 회복되면 감기 증상들도 사라지게 마련이니까요. 한방 치료가 근본 치료라 일컬어지는 것이 바로 이 때문입니다.

한의학에서 감기 치료를 얼마나 중요시하는지는 한방 보험 약에서도 알 수 있습니다. 보험이 되는 한약은 정부 정책에 의하여 단 56종에 불과하지만, 그중 절반인 28종이 감기 치료에 적용할 수 있는 약입니다. 그만큼 한의학에서는 감기 치료를 중시하고 있는 것입니다. 한방 감기 치료는 몸의 에너지를 증가시켜 균형 상태로 회복시키면서 불편한 증상들이 빨리 소실되도록 하는 것이 목표입니다. 바이러스 혹은 미세 먼지로 인한 감기 증상으로 고생하는 분들에게 도움이 되기 바랍니다.

홍삼과
인삼

홍삼(紅蔘)은 무려 1000년 정도 전인 고려 시대 때부터 만들어졌습니다. 산삼(山蔘)이나 인삼(人蔘)을 오래 보관하기 위해서 개발된 방법이었죠. 다른 나라에도 인삼이 있지만, 유독 한국산 인삼이 효과가 좋습니다. 그 당시에도 고려 인삼은 해외 각국에 약효가 좋은 것으로 유명세를 떨쳤고, 특히 중국으로 수출이 많이 되었습니다. 그 시절에는 우리나라에서 중국까지 운반되고 유통되기까지 빠르면 몇 달, 늦어지면 몇 년이 걸리기 일쑤였는데, 그러다 보니 생것은 썩고, 말린 것도 생각보다 쉽게 상하거나 벌레가 끼곤 했습니다. 이런 상황에서 삼(蔘 : 산삼, 인삼)의 유통을 위해 연구한 결과 탄생한 것이 홍삼입니다. 홍삼은 인삼을 찐 다음 말린 것으로, 20년까지 보관할 수 있습니다.

인삼의 주요한 성분은 사포닌(Saponin)입니다. 인삼의 사포닌은 일반적인 사포닌과 화학 구조가 다르며 약효 역시 달라서 진세노사이드 (Ginsenoside)라 불리고, 항염, 항암, 항산화, 콜레스테롤 저하 효과가 큽니다.

인삼에 열을 가하면 Rg1, Rb1, Rg3 같은 고기능 사포닌이 증가합니다. 쉽게 말해 효과 좋은 사포닌 비중이 높아지는 것이죠. 그렇지만 인삼을 찌는 과정에서 인삼 진액의 소실이 크기 때문에 홍삼을 만들고 나면 약효 성분이 상당히 빠져나가게 됩니다. 전체적인 관점에서 보자면 유효 성분이 줄어든다고 볼 수 있습니다. 그러다 보니 홍삼은 인삼보다 효력이 적고 부작용도 덜해, 효과도 서서히 볼 수 있고 부작용도 천천히 나타납니다.

한의원에서는 홍삼보다는 주로 인삼을 사용합니다. 인삼이 효과가 훨씬 좋기 때문이죠. 한의원은 의료 기관이기 때문에 식약처 기준에 따라 제약 회사의 엄격한 검사를 거친 약재만 입고되는데, 인삼 역시 마찬가지입니다.

인삼도 약이므로 당연히 부작용이 있지만, 한의사는 국가에서 의료인 면허를 받아 인삼의 부작용을 컨트롤하면서 인삼의 효과를 극대화하도록 다른 약재들과 함께 처방합니다. 장기간 똑같은 제품을 천편일률적으로 복용한다면 효과도 볼 수 있겠지만, 당연히 부작용도 누적됩니다. 따라서 체질과 증상에 맞게끔 맞춤 약을 구성하고, 정기적으로 체크하여 약을 바꿀지 그대로 복용할지 정하는 것이 좋습니다.

전문가와 상의하고 약을 복용하는 것이 어렵다면 건강 향상을 위해 기능 식품을 복용할 수도 있는데, 그럴 때는 꼭 제품 뒷면을 확인해야 합니다. 약재의 원산지는 어디인지, 적절한 검사를 거친 것인지, 그 약재가 과연 몇 퍼센트나 들어 있는지, 만약 부작용이 생긴다면 어떻게 처리해야 할 것인지 확인하고 복용해야 안전합니다.

• 참고 용어
  ◦ 산삼(山蔘) : 산에서 자연적으로 나는 삼
  ◦ 인삼(人蔘) : 사람이 씨를 뿌려 재배한 삼
  ◦ 미삼(尾蔘) : 인삼의 가는 뿌리
  ◦ 수삼(水蔘) : 채취한 그대로의 인삼
  ◦ 백삼(白蔘) : 껍질을 벗겨 햇볕에 말린 인삼
  ◦ 홍삼(紅蔘) : 찐 다음 햇볕에 말린 인삼

한의학에서 보는
여드름 치료

여드름은 모공 속에서 화농 반응이 일어나 피부의 구조가 파괴, 파손되는 만성 피지선 염증 질환입니다. 이에 따라 면포, 구진, 고름, 홍반 등의 다양한 피부 변화가 나타나고, 때로는 여드름 후유증으로 흉터나 색깔 변화가 남게 됩니다.

여드름이 두세 번 이상 같은 자리에 반복되어 발생하게 되면 만성적으로 자리 잡아 난치성 여드름이 될 수 있습니다. 그렇게 되면 색소 침착이 일어나거나 흉터가 생길 뿐만 아니라 피부의 재생하는 힘이 떨어지게 됩니다. 피부 재생력이 떨어지면 여드름이 지속되는 기간이 더욱 길어지며, 결과적으로 피부가 예민해집니다.

다른 피부 질환과 마찬가지로, 여드름도 초기부터 한의원, 의원 등 의료 기관에서 전문적인 관리와 치료를 받아야 합니다. 한의원에서는 여드름 치료를 위해 내치(內治 : 장부 치료)와 외치(外治 : 직접적인 피부 치료)를 함께 진행합니다.

외치에서는 청결과 유·수분 밸런스 맞추기, 피지 관리, 각질 관리 등이 중요합니다.

내치는 한의사의 꼼꼼하고 철저한 진찰을 통해 위, 대장, 자궁, 방광 등을 회복시킴으로써 여드름이 생기는 근본 원인을 제거하는 것입니다.

전쟁을 할 때 적군의 취약한 곳을 집중적으로 공격하듯이, 사기(邪氣 : 건강에 해로운 기운)는 인체의 가장 취약한 부분을 공격합니다. 피부가 튼튼한 사람일지라도 여러 가지 요인에 의해 피부 건강이 안 좋아질 수 있지만, 피부가 약하게 타고난 사람들은 장부 기능이 안 좋아지면 피부에 반응이 더 빨리 오게 됩니다. 소화 기능이 저하되어 담음(痰飮)이라는 노폐물이 생겼을 경우, 스트레스를 많이 받아 심화(心火)가 치성한 경우, 폐와 대장에 독소가 차 있는 경우, 자궁에 어혈(瘀血)이 있는 경우 등 원인은 무척 다양합니다. 이 원인을 치료하지 않는 한 여드름은 끊임없이 재발하고 악화되기 쉽습니다. 따라서 내적(內的) 원인을 치유하는 내치를 함께하는 것이 효과적입니다.

한의원에서는 각 개인의 여드름을 비롯한 신체 증상, 장부 기능 균형 등을 체크하여 근본적인 개선이 가능하도록 도움을 주고 있습니다. 내치 방법에는 한약, 뜸, 오행침 등이 이용되며, 개인에게 알맞은 치료 방법들을 안내받으실 수 있습니다.

의료 기관을 방문하기가 어려운 상황이라면 스스로 할 수 있는 것들을 노력해야 합니다. 수면, 식사, 운동 등을 규칙적으로 하고, 특히 천연 식품 위주로 골고루 적당량을 섭취하며, 깨끗한 물을 자주 마셔서 장부 기능 회복에 힘쓰는 것이 여드름 체질 개선에 상당한 도움이 될 수 있습니다.

우리 아이가 밤에
자꾸 보채고 울어요

어린아이가 밤에 갑자기 일어나서 보채고 우는 현상을 야제증(夜啼症)이라고 합니다. 원인은 기허(氣虛), 비위허약(脾胃虛弱), 심열(心熱) 등 다양하지만, 영유아들 대부분이 보이는 현상이기 때문에 아이들의 출생에 대한 기억과 관련이 있지 않나 추측해 보곤 합니다.

엄마 뱃속은 따뜻하고 어둡고 촉촉합니다. 태어나는 순간, 그 아늑한 곳에서 차갑고 밝고 추운 곳으로 밀려 나오게 되는 것이죠. 어린아이에게는 이러한 갑작스러운 변화를 경험하는 것이 큰 충격일 수 있습니다. 어른들도 깜짝 놀란 일이 있은 후 이유 없이 가슴이 두근거린다든지 밤에 자꾸 생각이 나서 잠이 안 온다든지 할 수 있으니까요.

아이에게 출생의 기억은 트라우마로 작용할 수 있다고 봅니다. 특히나 영유아는 아직 오장육부(五臟六腑)와 경락(經絡) 에너지 상태가 안정되지 않았기 때문에 충격으로 인한 여파가 오래갈 수 있습니다.

야제증은 갓난아이 때부터 관찰되는 경우가 많으며, 만 3세에서 7세 정도까지 지속하는 경향이 있습니다.

성장에 따라 심신(心身)이 안정되면 보채는 것도 자연스럽게 사라지죠. 하지만 숙면에 들지 못하면 성장에 방해될 수 있기 때문에 심신을 안정시키는 치료를 받는 것이 바람직합니다.

건강한 아이들, 부모와 신체 접촉이 많은 아이, 정서적으로 안정된 아이는 야제증이 조금 더 일찍 끝나는 경향이 있었습니다. 따라서 야제증 호전을 위해서는 아이들의 건강 유지 및 향상을 위해 경락 에너지 상태를 안정시키는 침을 맞게 하거나 오장육부를 더욱 건강하게 하는 한약을 복용하게 하면 큰 도움이 됩니다.

또한, 어머니 아버지의 따뜻한 스킨십이 매우 중요합니다. 아이가 자주 보채고 울어도, 38도 이상의 고열이 동반되거나 호흡이 곤란해질 정도가 아니라면 크게 걱정할 필요는 없으니, 다정하게 안아 주면서 위로해 주는 말을 해 주면 좋습니다. 아이가 알아듣지 못한다 하더라도, 부드럽고 따뜻한 어조의 느낌은 전달되므로 정서 안정에 도움이 됩니다.

야제증과 비슷하지만 좀 더 심한 증상으로 야경증(夜驚症)이 있습니다. 잠들었다가 두세 시간 후에 갑자기 깨서 공황 상태에 빠져 울부짖거나 뛰어다니며, 심장 박동이 매우 빨라지며 숨이 가빠지고 식은땀을 흘리며, 부모가 달래려 해도 반응하지 않습니다. 그러다가 다시 잠들고, 다음 날 아침에는 전혀 기억하지 못하는 현상을 야경증이라고 합니다. 대체로 4~12세의 어린이에게 나타나며, 부모님들은 매우 걱정하는 증상이지만 성장에 따라 자연스럽게 사라지는 것이 대부분입니다. 하지만 야경증 역시 숙면에 방해되므로 순조로운 성장을 위해서 경락의 흐름을 안정시키는 치료를 받는 것이 바람직합니다.

제8부

포항공과대학교 화공과 졸업
경희대학교 한의과대학
건강 정보 신문 《헬스앤메디슨》 편집 위원
경희미르네트워크 사상체질연구소장
경희미르한의원 의왕점 대표 원장

권기창 원장

체질 의학을 말한다 1
「태양인이 제일 적다?」

한의대에서 사상 의학을 배우고, 졸업 후 환자를 치료하면서 큰 혼란에 빠졌습니다.

"어라, 태양인이 왜 이리 많지?"

그리고 환자들도 태양인이라 판정되면 혼란스러워합니다. "태양인은 아주 적다는데요?", "다른 한의원에서 저더러 소음인이라는데요?", "인터넷이나 문화 강좌에서는 태음인이라는데요?" 등등. 선뜻 자신이 태양인임을 받아들이는 환자는 적었습니다. 하지만 태양인 치료를 받고 병이 개선된 다음엔 의아해 하면서도 자신이 태양인임을 수긍했습니다.

사상 의학을 만든 이제마 선생은 《동의수세보원》에서 태양인이 1만 명에 2~3명 정도 있다고 했습니다. 그런데 막상 임상에서는 태양인이 제일 많습니다. 뭔가 잘못 판별한 것일까요? 아닙니다. 체질을 잘못 판별한 것이라면, 태양인 약을 2~3제 연속 복용했을 때 반드시 부작용이 납니다.

그래서 기존의 사상 체질 비율에 얽매이지 않고 체질을 구분해 보았습니다. 체질 판별의 근거는 기존의 사상 의학에서 보편적 기준이라 할 수 있는 음식을 이용하였습니다. 예를 들면 태양인·메밀, 태음인·율무, 소고기, 소양인·보리, 돼지고기, 소음인·찹쌀, 닭, 이렇게 구분 기준을 세우고 체질을 구분하기 시작했습니다. 그리고 이렇게 구분한 환자들에 대해, 몇 개월에 걸쳐 체질 침과 체질 약을 시술하였더니 놀라운 결과가 나왔습니다.

체질별 구성비가 태양인 ≫ 소양인 ≫ 소음인 > 태음인의 비율을 보인 것입니다. 기존 사상 의학의 태음인 > 소양인 ≫ 소음인 ≫ 태양인의 순서와는 전혀 달랐습니다(물론 치료를 통해 검증한 환자들만 자료로 이용하였습니다).

저는 이 결과를 바탕으로 치료를 시작했고, 그동안 치료했던 방식보다 훨씬 치료율이 높아졌습니다. 그리고 체질 의학의 강점인 음식, 생활 습관, 체질에 맞는 운동, 명상 등도 새로운 체질 의학의 관점에서 환자들에게 지키도록 하였습니다. 그랬더니 병의 치유뿐 아니라 건강 상태도 많이 호전되었습니다. 처음엔 체질 음식을 지키는 걸 힘들어했던 환자들도 시간이 감에 따라 자기 체질에 안 맞는 음식이 먹고 싶지 않아진다며 신기해했습니다.

이후 이러한 기준을 바탕으로 임상에 적용하면서, 같은 체질 안에서도 여러 타입으로 구분되며, 체질은 같은데 타입이 다른 한약을 쓰면 효과가 미미하거나 없음을 알 수 있었습니다.

우리가 태양인은 적다는 선입견을 버리고 새로운 시각으로 체질을 적용하면 많은 놀라운 효과를 볼 수 있는데, 아직도 한의계의 주류는 태양인이 극소수라고 인식하고 있습니다. 하지만 한의학은 임상에서의 효과가 우선이므로 차차 이러한 풍토도 바뀌리라 생각합니다. 앞으로 전개될 저의 글들은 이러한 새로운 체질 의학을 소개할 것입니다.

체질 의학을 말한다 2
「사상의 형성 원리」

앞서 새로운 사상 체질론을 설명하면서, '어떻게 이러한 사상 체질이 생겼을까?' 에 대한 설명은 하지 않았습니다. 여기에 대해서는 이제마 선생도 성정론에서 그렇게 타고난다고 했지, 어째서 이렇게 구분이 되는지 한의학적 시각에서 말하지 않았습니다.

체질 의학을 하면서 어려운 점은 체형이나 성격 혹은 침 반응으로는 A 체질 같은데 실제로는 B 체질인 경우가 많다는 것입니다. 그런데 이러한 현상은 왜 생기는 것일까요?

저의 임상 경험과 연구에 의하면 사람은 누구나 다 태양, 태음, 소양, 소음의 기운을 다 갖고 태어납니다. 그런데 체질마다 이 네 기운의 크기와 서열이 다릅니다.

이 네 가지 기운 중 가장 큰 기운이 그 사람의 사상 체질에 해당합니다. 그러니 태양인은 태양의 기운이 제일 큽니다. 그러면 그 나머지 세 기운의 차이는 어떻게 영향을 미칠까요? 같은 태양인도 두 번째로 큰 기운이 태음이냐 소양이냐 소음이냐에 따라 체질에는 차이가 납니다. 즉, 크게 태양인의 범주에 속하더라도 두 번째 체질이 다르면 한약도 달리 써야 합니다. 다만 음식은 기운이 강하지 않아 태양인 음식으로 통일해도 됩니다.

이러한 방법으로 세 번째, 네 번째 체질까지 구분하게 되면, 같은 태양인 안에서도 여러 체질이 나오게 됩니다. 또한, 첫 번째에서 네 번째 체질까지 순서가 같더라도 각 순서의 비중이 다르면 체질이 다소 다르게 나타납니다. 예를 들어 같은 태양 > 소음 > 소양 > 태음의 체질이어도 비율이 50:30:12:8일 수도 있고, 50:25:15:10일 수도 있어서, 순서가 같더라도 비율이 다르므로 다소 체질이 달라집니다. 이렇게 체질을 구분하면 같은 태양인 안에서 수없이 많은 체질이 나오지만, 임상 경험으로 관찰하면 각 체질 안에는 대체로 10개의 세부 체질이 있음을 알 수 있었습니다.

자, 이제 위에서 설명한 관점으로 사람의 체질을 살펴보죠. 예를 들어 태양인 중에서 어성초가 잘 맞는 태양인은 두 번째 체질이 소음입니다. 따라서 이 체질의 태양인은 외모가 가냘프고, 식사량이 적고, 소심한 편이고, 추위를 많이 탑니다. 이러한 체질인 사람을 전에는 소음인으로 보고 치료했었습니다. 그리고 환자 본인도 인터넷이나 책을 통해 배운 체질 지식으로 소음인으로 알고 있는 경우가 많습니다. 더욱이 소음인 약을 쓰면 1제까지는 무난하게 듣거나 좋아진다고 합니다. 하지만 약을 더 오래 쓰면 대부분 부작용이 나기 시작합니다. 이 체질의 경우 태양인 음식을 지키게 하면서 어성초가 들어간 태양인 약을 복용시키면 잘 들을뿐더러 오래 약을 써도 부작용이 나지 않습니다.

체질 의학을 하면서 이처럼 두 번째 체질이 자기 체질인 것처럼 보이는 환자를 무척 많이 진료했습니다. 그들은 많은 수가 '나는 한약이 잘 안 맞는 체질인가 봐요.' 하면서 옵니다. 하지만 새로운 사상 체질론으로 치료하면 한약이 잘 받게 되고, 난치병마저도 잘 치료가 됩니다.

반대로, 성격이나 침 반응, 한약 반응까지도 대체로 체질과는 맞지 않지만, 두 번째 체질과 맞는다면 어느 정도까지는 호전 반응을 보입니다.

또한, 체질과는 맞는 약을 써도, 두 번째 체질이 소음인 사람에게 써야 할 약을 두 번째 체질이 태음인 사람에게 쓰면 약이 안 맞을 수도 있습니다.

정리하면, 모든 사람은 모두 태양, 태음, 소양, 소음의 기운을 가지고 있고, 이 네 가지 기운의 비율에 따라 태양인, 태음인, 소양인, 소음인 속에 각 10개씩 총 40개의 세부 체질로 나뉨을 알아보았습니다. 따라서 각 세부 체질이 다르면 같은 태양인 안에서도 태양인, 태음인,

소양인, 소음인처럼 보이는 태양인이 있을 수 있음을 보았습니다.

앞으로 이야기할 저의 체질 이론은 다 이러한 새로운 사상 체질론을 바탕으로 전개될 것입니다.

체질 의학을 말한다 3
「체질 구분 방법」

체질은 어떻게 구분할 수 있을까요?

초기 사상 의학에서 체질을 구분하는 방법은 성정(성격이나 정서)이나 체형이지만, 현대에는 이외에도 다양한 방법들이 개발되었습니다. 침 반응, 테스트 약 반응, 설문 조사, 오링 테스트, 악력 테스트, 홍채 검사 등 여러 가지가 있습니다. 하지만 어떤 방법이든 오판의 여지가 큽니다. 오죽하면 '체질 의학은 체질 판별이 전부이다.'라고 말할 정도입니다.

체질 약은 약성이 그 체질에만 맞춰져 있어서, 체질에 맞지 않는 경우 부작용이 큽니다. 설사 제2 체질이 그 약과 맞아서 어느 정도 효과를 보더라도 장복하면 반드시 부작용이 납니다. 예를 들어 어떤 태양인이 제2 체질이 소음이면 소음인 약을 복용해도 얼마간은 효과를 보지만, 지속되면 부작용이 나게 됩니다. 그러니 제1 체질과 그 세부 체질이 다 맞아야만 오래 약을 복용해도 부작용이 없고, 난치병도 치유될 수 있습니다.

처음에는 저도 체질 구분을 위해 설문 조사부터 시작하여, 체질 침 반응, 테스트 약 복용법, 오링 테스트, 체형 검사 등을 시행했었습니다. 하지만 어떤 방법도 정확한 체질을 알려 주지는 않았습니다. 지금은 체질 구분을 하면 거의 틀리지 않습니다(체질 약을 2제 이상 먹은 환자를 기준으로 통계를 내도 거의 틀림없이 체질이 구분됨을 알 수 있습니다).

저는 주로 두 가지 방법으로 체질을 구분합니다.

먼저 키, 골격, 늑각(흉골 아래의 맨 아래 갈빗대 사이의 각도), 골반의 크기 등을 검사합니다. 이러한 검사는 복잡한 것 같지만, 소음과 소양, 태양과 태음 등 이분법적으로 보는 경우가 대부분이기 때문에 조금 익숙해지면 쉽게 판별할 수 있습니다.

두 번째로 맥을 봅니다. 맥을 잡으면 태양, 태음, 소양, 소음의 기운이 나옵니다. 그리고 제2 체질의 맥도 이렇게 구분합니다. 이 방법을 쓰면 첫째, 두 번째, 세 번째, 네 번째 체질을 구분할 수 있습니다.

다만 태양, 태음, 소양, 소음의 기운을 맥으로 구분하는 데는 많은 연습과 수련이 필요합니다. 하지만 한의사라면 일정 수련을 거치면 이네 기운을 구분할 수 있습니다. 여기에 위에서 언급한 체형을 보조 수

단으로 쓰면 40체질을 쉽게 구분할 수 있습니다.

　이러한 방법은 잘 체득하면 아주 쉽게 정확히 체질을 구분할 수 있지만, 또한 표준화하기 어렵다는 맹점이 있습니다. 따라서 이 방법을 배우는 한의사도 어려움을 느끼는 경우가 많습니다.

　저는 이 방법을 통해 체질을 구분하면서는 체질 전반에 대한 얼개를 이해할 수 있었고, 체질 치료에 자신감을 가질 수 있었습니다. 또한, 난치병 치료에서도 큰 효과를 볼 수 있었습니다.

체질 의학을 말한다 4
「체질대로 병이 온다」

환자들에게서 흔히 듣는 얘기 중 하나가, "어떻게 말도 안 했는데 콜레스테롤이 높은지 아세요?"입니다. 물론 미리 검사했거나, 병력을 조회한 것은 아닙니다. 그냥 체질을 보고서 형색과 맥을 종합해서 추론했을 뿐입니다.

사람들은 흔히 TV 등에서 어떤 질병에 대해 들으면 자기도 그런 병이 생기지 않을까 걱정합니다. 하지만 제가 오랜 기간 연구한 결과는 '병은 체질대로 온다'입니다. 예를 들면 오가피 태양인은 간이 약한 데다, 위(胃)가 커서 급히 먹는 습관이 있어 설사병이나 역류 식도염이 있는 경우가 많고, 어성초 태양인은 위가 작아 적게 먹는 습관이 있어 변비가 잘 옵니다.

한편 단순히 태양인, 태음인, 소양인, 소음인 이렇게 넷으로만 구분하여 병증을 설명하는 경우가 있는데, 그러면 오진이 될 수도 있습니다. 예를 들면 목단피 소양인은 위가 작아 잘 체합니다. 기존의 체질 이론대로라면 소양인은 비위가 튼튼해 잘 먹고 잘 소화해야 하는데 그렇지 않은 거죠. 목단피 소양인은 위가 작아 곧잘 소음인으로 오진되고, 체형도 마르고 잘 못 먹는 경우가 많습니다.

또, 태음조위탕 태음인은 뜻밖에 체구가 작은 경우가 많고, 오가피 태양인도 태양인이 체구가 크다는 말과는 달리 키가 작은 사람이 대다수입니다. 따라서 체질대로 병이 오는 것은 맞지만, 이 체질은 기존의 사상 체질이 아닌 체질마다 10개 정도의 제2 체질이 있는, '새로운 사상 체질대로 병이 온다'가 더 정확합니다.

이제 기존의 사상 체질처럼 소음인은 작고 마르며 비위 병이 많고, 소양인은 키가 크고 날씬하며 신장계통의 병이 많다는 식의 진단이나 설명은 지양되어야 합니다. 소양인도 위가 작은 목단피 소양인은 비위 병이 올 수 있고, 소음인도 인삼 소음인은 신장계통의 병이 잘 옵니다.

정리하면 병은 체질대로 오지만 기존의 사상 체질보다는 '새로운 사상 체질'로 보는 것이 정확하며, 여기에 따라서 병을 진찰하고 설명하는 것이 정확합니다.

지면상 모든 체질에 관해 설명하는 것은 어려우니 태양인 체질에 대해서만 형상과 잘 생기는 병에 대해 알아보겠습니다.

소음인으로 자주 오인되는 어성초 태양인은 체구가 작고 마른 편이며, 비위 병, 방광 병, 아토피 등의 질환이 잘 생깁니다.

미후도 태양인은 키는 크지 않으나 좀 벌어진 체형에, 식욕이 좋고 술을 잘 마시는 경향이 있어 태음인으로 곧잘 오인되며, 아토피, 간(肝) 병, 고혈압 등이 잘 생깁니다.

옥죽 태양인은 키는 크지 않으나 좀 벌어진 체형에 식욕이 좋고 사회성이 뛰어난 편이며, 고혈압, 아토피, 당뇨 등이 잘 생깁니다.

무화과 태양인은 키는 중간 이상이 많으며 좀 벌어진 체형에 식욕이 좋고 집념이 강한 편이며, 아토피, 당뇨, 고혈압 등이 잘 생깁니다.

홍화 태양인은 키가 크고, 살은 찌지 않은 편이지만 식욕이 좋고, 자존심이 강하며, 아토피, 당뇨, 비위 병이 잘 생깁니다.

포도근 태양인은 키가 작은 편이고 벌어진 체형이며, 비위가 좋고 끈기가 있습니다. 그리고 간이 좋은 편이라 태음인으로 곧잘 오해받으며, 당뇨, 고혈압 등이 잘 생깁니다.

오가피 태양인은 키가 작고 벌어진 체형에 성격이 급하고 고집이 세며, 당뇨, 고혈압, 아토피, 과민성 대장 증 후군이 잘 생깁니다.

가지 태양인은 키가 크고 체형이 크며, 성격이 느긋하고 넉살이 좋고 간이 좋아 종종 태음인으로 오해받습니다. 이들은 기관지 질환, 아토피, 당뇨, 고혈압 등이 잘 생깁니다.

한련초 태양인은 키가 크나 체형은 보통이며, 성격이 급하고 계산이 빨라 소양인으로 곧잘 오해받습니다. 이들은 당뇨나 간 질환, 신장 질환이 잘 생깁니다.

체질 의학을 말한다 5
「체질과 음식」

체질 치료에서는 한약, 침 외에 중요한 것이 음식입니다. 음식은 우리 몸 내부에 직접 영향을 미칩니다. 따라서 건강한 사람은 다소 체질에 안 맞는 음식을 먹더라도 큰 문제가 없지만, 몸이 약하거나 병이 깊은 사람은 큰 문제가 될 수 있습니다.

특히 열격증(역류 식도염)이 많은 태양인은 음식을 체질에 맞지 않게 먹었을 때 속이 쓰리거나, 설사하거나, 눈이 충혈되거나 하면서 병세가 악화하는 경우가 많습니다. 또, 치료 중에 환자의 면역력이 회복되면서, 자기 체질에 맞지 않는 음식에 대한 거부 반응이 강해지는 경향이 있습니다. 예를 들면 태양인이 전에는 빵을 잘 먹었었는데 치료하면서는 빵 한 조각을 먹었는데도 바로 체하거나 하는 현상이 생깁니다.

물론 치료 후에도 자기 체질에 맞는 음식을 먹는 것이 정말 중요합니다. 시간과 돈을 들여 치료했으면 치료 효과가 오래가야 하는데, 체질 음식을 지키지 않아 다시 병이 재발해 내원하는 경우가 많기 때문입니다.

그리고 체중 관리를 할 때도 체질에 맞는 음식을 먹으면 살이 적당히 빠지고 가볍게 느껴집니다. 그래서 저는 비만증에도 체질 한약과 체질 음식으로 살을 빼도록 권유합니다.

이렇게 상당 기간 체질 한약과 체질 음식으로 관리한 환자는 자기 체질 음식 외의 음식에는 끌리지 않게 됩니다. 그러니 자발적으로 체질 음식을 섭취하게 되므로 병의 재발을 상당 부분 예방할 수가 있습니다.

아래에 소개할 음식 분류는 기존의 사상 의학에서 쓰는 음식 분류를 오랜 임상 경험을 토대로 수정한 것입니다. 아직은 완벽하게 정리한 것이 아니지만, 자기 체질에 맞게 음식을 섭취한다면 건강 관리에 많은 도움이 될 것입니다.

◆ 태양인 음식
◦ 곡류 : 멥쌀, 멥쌀 현미, 메밀, 멥쌀 흑미, 조
◦ 채소 : 배추, 양파, 케일, 고사리, 돌나물, 다래 순, 순채 나물, 청경채, 야콘, 방아잎, 컴프리, 갓, 냉이, 모든 호박, 순무, 신선초, 취나물

◦육류 : 오리고기

◦어패류 : 모든 조개류, 게, 바닷가재, 문어, 낙지, 주꾸미, 해삼, 멍게, 복어, 다슬기

◦과일 : 감, 포도, 키위, 파인애플, 복숭아, 체리, 앵두, 다래, 머루, 모과, 자몽, 잣, 매실

◦기타 : 메밀묵, 모과차, 코코아, 옥수수차, 감잎차, 현미씨 기름, 포도씨 기름, 보이차, 백년초, 유산균

• 소양인 음식

◦곡류 : 보리, 홍맥, 녹두

◦채소 : 양배추, 상추, 오이, 토마토, 우엉, 양상추, 숙주나물, 더덕, 셀러리, 파프리카, 땅두릅, 고들빼기, 씀바귀, 백람, 질경이, 비름나물, 양배추, 시금치, 브로콜리

◦육류 : 돼지고기

◦어패류 : 광어, 도다리, 우럭, 가자미, 넙치 등 대부분의 흰 살 생선, 자라, 가물치, 굴, 홍합,

◦과일 : 참외, 딸기, 석류, 산딸기, 블루베리 (바나나, 파인애플, 키위, 수박, 멜론은 먹어도 된다.)

◦기타 : 알로에, 영지버섯, 복분자술, 청포, 녹차, 보리차, 홍차

• 태음인 음식

◦곡류 : 통밀, 수수, 율무, 대부분의 콩

∘ 채소 : 무, 당근, 마늘, 연근, 도라지, 콩나물, 순무, 토란, 깻잎, 머위, 유채, 비트, 두릅, 마, 죽순

∘ 해조류 : 미역, 다시마, 파래, 청각

∘ 육류 : 소고기

∘ 어패류 : 상어, 갈치, 홍어, 가오리, 산천어, 민물조개, 민물고동, 달팽이

∘ 과일 : 수박, 배, 살구, 자두, 호도, 밤, 은행 등 대부분의 견과류

∘ 기타 : 청국장, 클로렐라, 도토리묵, 두부, 된장, 들기름, 콩기름, 황설탕, 우유, 치즈, 요구르트, 원두커피, 달맞이 종자유

• 소음인 음식

∘ 곡류 : 찹쌀, 찹쌀현미, 찹쌀 흑미, 참깨

∘ 채소 : 파, 겨자채, 아욱, 달래, 아주까리잎, 생강, 삼동초, 근대, 오크 리프, 당귀잎, 수삼, 부추, 고구마

∘ 해조류 : 김

∘ 육류 : 닭고기, 개고기, 달걀

∘ 어패류 : 정어리, 전어, 꽁치, 참치, 연어 등 대부분의 등 푸른 생선, 멸치, 미꾸라지, 메기, 뱀장어, 새우

∘ 과일 : 귤, 망고, 대추

∘ 기타 : 인삼, 산삼, 홍삼, 벌꿀, 로열젤리, 프로폴리스, 개소주, 삼계탕, 후추, 겨자, 생강차, 대추차, 쑥차

체질 의학을 말한다 6
「체질 음식과 비만 치료」

우리 한의원은 따로 비만 치료 프로그램이 없어서, 비만 환자를 치료하지 않습니다. 하지만 때로 단골 환자 중에서 굳이 여기서 비만 치료를 받아야겠다는 분들이 계십니다. 이 장에서는 그때 쓰는 체질 비만 치료법을 설명합니다.

먼저 비만 환자도 체질 구분을 하고, 체질에 맞는 약을 씁니다. 굳이 비만 치료 약을 쓰지 않고 체질 약을 쓰는 이유는, 약성이 강한 비만 치료 약이 일시적으로는 효과가 있지만, 장기간 쓰면 몸에 부담이 갈 수 있기 때문입니다. 이보다는 체질 약을 써서 몸의 대사를 활발하게 하면 체형이 건강하게 잡힙니다. 건강한 사람의 체형이 비만일 수는 없잖아요?

다음으로 꼭 체질에 맞는 음식을 먹게 합니다. 물론 과식이나 밤늦은 식사는 금하며, 또한 아침을 꼭 먹게 합니다. 또한, 일주일에 2번 이상 저녁을 먹지 않거나, 가볍게 숭늉을 먹게 합니다. 이렇게 하는 이유는 요즘은 음식에 인공 조미료 등의 화학 물질이 첨가된 경우가 많기 때문입니다.

집에서 하는 식사에도 간장, 된장, 소금, 고추장, 기타 인공 조미료 등 가공식품이나 화학 물질이 들어 있는 경우가 많습니다. 더구나 밖에서 사 먹는 음식이나 인스턴트 음식, 과자류에는 인공 조미료나 색소 등의 화학 물질이 더 많이 포함되어 있습니다.

이러한 화학 물질은 간을 많이 손상합니다. 그런데 간은 주로 밤에 회복을 많이 합니다. 한의학 서적에서도 간과 신장은 한밤중에 기운을 회복한다고 했습니다. 따라서 일주일에 2~3회 정도는 저녁을 가볍게 먹거나 굶어서 밤에 간이 회복하기 쉽게 해 주어야 합니다. 그렇지 않으면 간의 해독 능력이 떨어져 몸속에 제대로 해독되지 않은 성분이 남아 있게 되고 이것이 정상적인 대사를 방해하여 비만 상태를 유지하게 합니다.

마지막으로 날씨의 영향을 많이 받는 야외 운동보다는 매일 15분이라도 꾸준히 할 수 있는 훌라후프 같은 실내 운동을 권합니다. 굳이 훌라후프를 권한 이유는 실내 운동이라 매일 할 수 있고, 또한 복부의 간과 대장을 자극하여 대사를 원활하게 하기 때문입니다.

이상과 같이 3개월만 꾸준히 하면, 대부분 살이 빠지면서 여러 가지 현상들이 생깁니다. 가장 대표적인 현상이 자기 체질에 맞지 않는 음식이 들어가면 소화가 안 되면서 더부룩해지고, 그런 음식에 대한 식욕이 현저히 떨어지는 것입니다. 또한, 조미료나 색소 등의 화학 물질이 들어간 음식이나 인스턴트 음식을 먹어도 같은 증상이 생깁니다. 따라서 자기 체질에 맞지 않는 음식이나 빵과 라면 같은 인스턴트 음식을 자연히 멀리하게 되며, 점차 담백하게 먹게 됩니다.

정리하면 체질 약과 음식, 저녁 식사의 간헐적 단식, 지속적인 가벼운 운동을 통해 우리 몸이 자신에게 제일 잘 맞는 음식과 식사량을 자연히 찾게 되면, 추가적인 한약 투여가 필요하지 않게 됩니다. 따라서 요요 현상이 없이 체형을 관리할 수 있습니다.

체질 의학을 말한다 7
「체질 의학과 좋은 약재」

한의대에서도 좋은 약재 감별법을 배웁니다. 하지만 임상을 하면서 뭔가 부족함을 느꼈습니다. 체질 의학을 하면서 더더욱 좋은 약재의 필요성을 느꼈습니다.

그래서 한동안 몇몇 한의사들과 산과 들이나 전통 시장으로 돌아다 닌 적이 있습니다. 한약재를 공급하는 제약 회사 몇 군데에 같은 약 재를 주문해서 비교해 보기도 했습니다. 이렇게 한 이유는 똑같은 처 방을 썼는데도 효과에 차이가 났었기 때문입니다. 심지어 제약 회사 를 달리했더니 효과가 나기는커녕 부작용이 나서, 그 약재를 모두 폐 기한 적도 있었습니다. 특히 체질 한약은 처방하는 약재 수가 적어서 좋지 않은 약재의 부작용이 크게 나타날 수 있습니다.

그러면 어떤 약재가 좋은 약재일까요?

좋은 약재란 우선 좋은 환경에서 자란 약재를 말합니다. 예전에 산에서 약재를 채취하면서, 산지에 따라 약재의 효능이 크게 다른 것을 확인하고서 놀란 적이 있습니다. 약재의 효능은 주로 오염이 안 되고 산이 큰 지역일수록 좋았습니다. 즉, 같은 약재라도 도시 근처보다는 시골 지역이, 그것도 강원도처럼 산이 크고 인구가 적은 지역일수록 효능이 뛰어났습니다. 겉으로 드러난 약초의 생육 상태와는 상관없이 주위 환경이 얼마나 청정한가가 중요했습니다.

두 번째는 지극히 당연한 얘기지만 자연산 약재가 효능이 훨씬 뛰어납니다. 자연산 약재가 없다면 가급적 농약이나 비료 없이 자연적으로 재배한 약재가 효능이 훨씬 낫습니다. 그래서 저는 가급이면 자연산 약재나 유기농법으로 재배된 약재를 쓰고, 이러한 약재를 쓰기 어려운 경우에는 양을 1.5~2배 증량해서 처방합니다.

세 번째는 유통 단계나 가공 단계를 적게 거친 약재가 훨씬 낫습니다. 유통이나 가공 단계가 많거나 길면 아무래도 보존 중에 방충제 성분이 유입될 수 있고, 보존 기간이 길어져 약효가 떨어질 수가 있습니다. 그러다 보니 생육 상태에 상관없이 수입 약재보다는 국산 약재가 좋은 경우가 많습니다. 그래서 저는 약재의 모양과 상관없이 국산 약재를 선호합니다.

이렇게 좋은 약재를 쓰면서 체질 처방에 대해 좀 더 많이 알게 되었습니다. 예를 들면, 기존의 체질 의학에서는 백작약을 소음인에게 처방합니다. 그런데 좋은 백작약을 구해 써도, 심지어 직접 생백작약을 구해 말려서 써 봐도 소음인과는 맞지 않는다는 것을 발견했습니다. 백작약은 복통을 다스리는 약인데, 오히려 복통이 생기거나 설사를 하기도 했습니다. 다시 여러 번의 시도 끝에 백작약은 몸통이 굵은 편인 태양인에게 잘 맞음을 알 수 있었습니다. 지금은 이러한 타입의 태양인에게 백작약을 써서 큰 효과를 보고 있습니다.

좋은 약재를 쓰다 보니 약효가 강하게 나타났고, 그러다 보니 어떤 약재는 약재의 문제가 아니라 체질 분류의 문제임을 확신할 수 있게 되어, 많은 약재의 체질 분류를 다시 할 수 있었습니다.

이렇듯 체질 의학은 좋은 약재 선택이 우선되어야 합니다.

체질 의학을 말한다 8
「새로운 약재의 탐구」

저는 집에서 자주 음식 프로그램을 시청하곤 합니다. 요리에는 관심이 없고, 다만 재료나 새로운 과일 등에 주의를 기울입니다. 현대에 들어 해외 무역이 발달하면서 우리 주위에 예전에는 없던 음식 재료나 약재가 자주 등장합니다. 체질 의학을 하는 저로서는 이러한 새로운 음식이나 약재의 등장이 무척 반갑습니다.

현재 쓰는 한약 처방은 대부분 중국에서 만들어진 처방에서 유래했습니다. 따라서 조선 중기까지 우리나라의 한약은 주로 중국에서 많이 나는 약재들 위주로 구성되었었는데, 우리나라에서 구하기 힘든 약재는 수입하거나 우리나라에서 구할 수 있는 대용 약재로 대체되었습니다.

그러던 것이 우리나라에서 만들어지는 처방이 나오고, 사상 체질

의학이 나오면서 우리나라에서만 쓰이는 약재들이 나오기 시작했습니다. 대표적인 것이 미후도, 포도근, 송화, 교맥(메밀) 등의 약재입니다. 이러한 약재들은 중국 처방에는 없거나, 잘 쓰이지 않는 것들입니다.

즉, 우리나라에 없는 약재를 고집하는 것보다는, 주위에서 구할 수 있는 약재가 훌륭한 대체품이 될 수 있고, 많은 경우에 더 나은 효과를 보입니다. 또한, 우리만의 새로운 한의학적 특성이 될 수도 있습니다.

그런데 새로운 약재로 쓰이는 데는 몇 가지 조건이 있습니다.

첫째, 주위에서 구하기가 쉬워야 합니다. 효과가 좋더라도 구하기가 어렵거나, 고가이면 지속적으로 쓰기 어려운 것은 당연합니다.

둘째, 지속적 사용의 안정성이 확보되어야 합니다. 효과가 좋아도 독성이 있거나 부작용이 강한 약재는 쓰지 않는 것이 현명합니다.

셋째, 일정 수준 이상의 약효가 있어야 합니다. 부작용이 없고 구하기 쉽더라도 약효가 미미하다면 구태여 쓸 필요가 없습니다.

우리 주변에는 의외로 이 세 가지 조건을 갖춘 약재가 많습니다. 일례로, 저는 어떤 태양인 체질에는 한약 외에 양파를 많이 권하는데, 정말 콜레스테롤을 낮추는 데 탁월합니다. 물론 다른 체질에는 효과가 많이 떨어지거나 효과가 있더라도 부작용이 나는 경우가 많으므로 체질에 맞게 써야 합니다. 또 다른 예로 오가피를 쓰는 태양인에게는 흑미를 많이 먹기를 권하는데, 이 체질의 역류 식도염과 기관지염 증상에 탁월하며, 다른 약재와의 조화도 뛰어납니다.

이외에도 무화과, 레몬 등 주위에서 구할 수 있는 새로운 재료들을 한약과 더불어 먹게 하여 큰 효과를 봅니다.

그러면 어떻게 이러한 약재들을 찾아낼까요?

우선 인터넷이나 TV, 책, 민간요법 등에서 기존의 약재로는 잘 쓰이지 않는 약초 등을 찾습니다. 물론 식품으로 쓰일 정도로 안정성이 확보된 범위에서 찾는 경우가 많습니다. 그리고 이 약재가 새로운 사상 체질 중 어느 체질에 속하는지 분류합니다. 분류 방법은 이 약재를 각 환자에게 소량 복용시키고, 맥의 변화를 확인하면 됩니다. 그리고 어느 체질에 속하는지 찾아 지면 어느 정도의 양으로 먹게 할지를 정합니다. 처음에는 소량 먹게 한 후 조금씩 양을 늘리는 거죠. 이렇게 새로운 약재를 발굴하고 체질을 확정하고 양을 정하는 데 대략 두 달 정도가 걸립니다.

저는 굳이 구하기 어려운 고가의 약재를 고집하지 않습니다. 우리 주위의 식품도 좋은 약이 될 가능성이 있으며, 또한 요즘은 수입되는 채소나 과일 등의 식품도 좋은 약이 될 수 있기 때문입니다.

마음과
치료

임상을 하면서 많은 병이 아니 대다수의 병이 마음과 관련이 있음을 알게 되었습니다. 단순한 근육통도 마음을 치유하면서 낫는 경우가 많습니다. 그러면 마음과 치료는 어떤 관계가 있을까요?

프로이트는 성적인 욕구 등 용납되지 않는 욕구나 경험을 징벌하기 위해 히스테리 등 많은 병이 생긴다고 보았습니다. 현대 정신 의학자인 존 사노 박사는 무의식에 저장된 고통스러운 기억이 떠오르지 않도록 몸의 통증이 유발된다고 주장했습니다.

하지만 저는 그동안의 치료 경험을 통해 새로운 시각을 갖게 되었습니다. 무의식에 저장된 처리되지 않은 감정은 어떻게든 몸이나 정신의 증상으로 나타나는데, 이는 억압이나 징벌이 아니고, 고통스러운 기억의 회피도 아니며, 처리되지 않은 감정을 처리해 달라는 신호입니다. 따라서 이 처리되지 않은 감정만 처리하면 병이 호전되는 경우가 많습니다.

저는 이 감정의 처리하는 방법으로 '호오포노포노'와 명상을 이용합니다.

호오포노포노는 사람이든 사물이든 어떤 대상에게 마음속으로 '미안합니다, 사랑합니다, 고맙습니다, 용서하세요.'하고 외우는 것이고, 명상은 조용히 앉아 마음을 고요하게 하는 것입니다.

이것을 같이 하려면 우선 자세를 잡고 고요히 앉아 있도록 합니다. 그리고 어떤 사건이나 사람이 떠오르면 그 대상에게 호오포노포노를 하게 합니다. 내용과 방법은 간단하지만, 효과는 아주 탁월합니다.

사람의 정신적 고통은 대부분 과거의 기억과 결부된 감정에서 시작됩니다. 이것을 털어 버리면 되는데, 이 처리되지 않은 감정이 몸에 이상을 유발합니다. 꼭 정신적인 증상뿐 아니라, 식도염, 장 증후군, 근육통, 고혈압 등 수없이 많은 증상이 이러한 원인과 관련이 있습니다.

근본적 원인을 제거하지 않고 단순히 치료하면, 증상이 잘 안 낫거나, 자꾸만 재발하거나, 그 증상은 없어지지만 다른 증상으로 바뀌어 나타나거나 합니다.

실제 임상 예를 살펴보겠습니다. 어떤 환자가 심한 역류 식도염으로 왔는데, 치료를 통해 이러한 증상을 없앴더니 이번엔 심한 하복통을 호소하였습니다. 이때 '아하, 뭔가 처리되지 않은 감정을 치유해 달라는 신호구나' 하고, 상담했더니 어릴 때 부모의 잦은 다툼으로 부모, 특히 아버지에게 심한 증오를 느끼고 있었습니다. 그래서 치료와 더불어 아버지에게 호오포노포노를 하게 하였습니다. 이렇게 1주 정도 치료했더니, 심한 트림 증상이 나오면서 역류 식도염 증상과 하복통이 같이 개선되기 시작했습니다.

그 후 명상을 시키면서 사물이나 사람이 떠오르면 그 대상에 호오포노포노를 하게 하면서 치료했습니다. 이후에도 3개월 정도는 감정이 깊게 얽혀 있는 사람에게 호오포노포노를 할 때마다, 심한 트림이 나왔습니다. 그 이후에는 가슴이 편안해지면서, 몸의 여러 통증이 사라지기 시작했습니다.

이렇게 고통스러운 과거의 기억을 지우는 것이 아니라, 기억은 남겨두고 여기에 결부된 감정만 지우면 됩니다. 즉, 기억나지도 않는 과거의 사건도 몸에 영향을 줄 수 있습니다. 이때도 명상 중에 떠오르는 사람이나 대상에게 호오포노포노를 하면, 이 기억나지 않는 사건에 결부된 감정이 지워지면서 증상이 나아가는 것입니다.

현대인들은 여러 정신 증상과 병을 겪고 있으며, 신체 증상도 정신 증상과 결부된 경우가 많습니다. 따라서 앞으로 의학에서는 이러한 마음 치료가 더 필요할 것입니다.

현대 생활 방식과
한의학

저는 현재 대단위 아파트에 삽니다. 어릴 때는 몇 가구 안 되는 강원도 산골 마을에서도 살았었고, 소도시의 목조 주택 마을에서도 살았었지만, 성인이 되어서는 주로 대도시의 아파트에서 살았습니다. 도시에서의 삶은 편리합니다. 방범, 집수리, 난방, 주차, 시장, 병원, 교육 환경 등 모든 면에서 그렇습니다.

그런데 이러한 도시에서의 생활이 건강이라는 측면에서도 좋을까요? 우리가 흔히 알고 있는 공기라든가, 소음 등의 문제 말고 다른 문제는 없을까요?

저는 제일 큰 문제가 생체 시간 리듬이라고 생각합니다. 우리 아파트에는 드나드는 차 때문에 한밤중에도 가로등이 켜져 있습니다. 물론 주위의 다른 아파트도 마찬가지입니다. 또한, TV는 밤 11시까지도 인기 드라마를 방영하여 마치 이 시간에는 잠들지 말아야 하는 것처럼 느껴집니다. 아파트 앞 도로에는 밤 12시까지도 차들이 많이 다니고, 12시 이후에도 치킨, 피자 등의 야식 배달 오토바이가 시끄럽게 다닙니다. 아이들도 으레 밤 11시가 넘었는데도 잘 생각을 하지 않고 냉장고 문을 여닫고는 합니다.

어릴 때 외가가 농촌에 있었는데, 방학이면 1주고 2주고 외갓집에서 살곤 했습니다. 외가는 전기도 안 들어오는 곳이라 호롱으로 불을 밝혔는데, 저녁 먹고 8시가 넘어가면 할 일이 없었습니다. 외삼촌들이랑 얘기하다가 9시에서 10 사이에 보통 잠들었습니다. 그리고는 6시 전에 일어나 외할아버지랑 논에 가서 한 번 휙 둘러보고 돌아와 아침을 먹었습니다.

대학 시절 산사에서 주최한 참선 교실에 두 차례 다녀온 적이 있었습니다. 선방에서는 9시 반에 자서 새벽 3시 반에 일어납니다. 그런데 그 일과에 맞춰서 살다 보니 저절로 그 시간에 일어나게 됩니다.

그 시절 주변 사람 중에는 아토피나 비염 환자가 없었습니다. 저는 아토피 환자가 오면 우선 일찍 자라고 합니다. 시간 리듬이 흐트러진 사람은 면역력이 떨어질뿐더러 자기에게 맞는 것과 맞지 않는 것에 대한 감각이 많이 떨어지기 때문입니다.

사람의 리듬 중에서 제일 중요한 것이 시간과 공간에 대한 리듬인데, 공간이야 장거리 출장이 많은 사람을 제외하고는 일정합니다. 그럼 시간이 제일 문제인데, 현대인들의 시간 리듬은 대부분 엉망입니다. 그러니 자연 면역력이 떨어지고, 다른 생체 리듬도 저하되어 건강을 해치게 되고 각종 병이 생깁니다.

현재의 시점에서 예전처럼 전기를 없앤다거나, 절에서처럼 살 수는 없습니다. 그래도 미국에 갔더니 주택가는 밤 9시 넘으니 조용했습니다. 가로등도 우리보다는 적고, 주변에 상점도 없습니다. 그러니 자연 사람들이 일찍 자고 일찍 일어납니다. 물론 도심은 늦게까지 불야성이지만요.

우리나라는 아파트 단지가 너무 밝습니다. 물론 방범 때문에 가로등을 켜야 하지만 생체 리듬에 방해를 줍니다. 또 주거 지구와 상업 지구의 거리가 너무 가깝습니다. 이러한 환경에 살다 보니 자연 수면 시간이 늦게 되고, 일찍 자면 뭔가 시간 낭비인 듯 느껴져 늦게 자는 걸 당연시합니다.

이제 우리는 단순히 약물치료뿐 아니라 시간 리듬에 대한 부분도 고려해야 합니다. 특히 면역력 저하로 오는 알레르기는 일찍 잠들고 생체 시간 리듬을 살리는 것을 같이 해야 더욱 효과를 봅니다.

제9부

KAIST 생물공학과

경희대학교 한의과대학 예방의학 대학원

EBS 육아 교육 pin 육아 멘토

한의약 신문 《메디콤뉴스》 편집장

건강 정보 신문 《헬스앤메디슨》 발행인

경기도한의사회 이사

경희미르한의원 분당점 대표 원장

김제명 원장

허리 삐끗,
이것만은 알아두자

한의원에는 디스크 말고도, 허리 삐끗, 혹은 허리 근육통이라고들 흔히 말하는 급성 요추 염좌 환자들이 참으로 많이 내원하십니다. 보통은 허리에 힘을 주지 못하고, 때에 따라서는 아예 움직이지도 못하기 때문에 매우 당황하시고, 극심한 통증을 호소하기도 합니다. 또한, 심하면 웃거나 기침을 할 때 통증 부위가 심하게 울리기 때문에 함부로 웃거나 기침을 하기도 힘듭니다.

이런 경우 환자에 따라서는 그 통증이 너무 심해서 응급실에서 MRI 촬영을 하거나 입원을 하게 되는 경우도 있습니다.

하지만 이러한 '허리 삐끗' 환자는 우리가 흔히 말하는 디스크나 좌골신경통과는 그 병의 원인이 다릅니다. 이런 경우는 평소에 척추의 문제 유무와 상관없이 올 수 있습니다. 즉, 척추의 문제라기보다는, 척추와는 무관한 근육통의 일종이라고 생각하시면 됩니다. 한의학적으로는 신허요통이나 담음요통의 범주에 해당이 됩니다.

보통 '허리 삐끗' 환자에게서는 다음과 같은 정황이 포착되기 마련입니다.

① 최근에 피로하거나 무리하였다.

② 나쁜 자세, 특히 오래 서 있거나, 오래 앉은 자세를 많이 하였다. 또는 소파에 누워서 나쁜 자세로 TV 시청을 오래 하였다.

③ 환절기에 허리 근육 쪽이 따뜻해야 하는데 미처 보온에 신경을 쓰지 못하고, 침구류를 여름 것으로 사용하였다.

④ 갑자기 무엇을 들거나 하는 행위를 하였다. (하지만 단순한 재채기를 심하게 하거나 화분 등을 살짝 들었는데도 올 수 있습니다.)

이런 허리 통증은 근육이 심하게 뭉쳐서 생긴 통증이기 때문에, 그 이유에 대해서 정확히 알고 접근하면 치료에 도움이 됩니다. 허리가 삐끗한 경우는 보통 푹 쉬면 짧게는 2주, 길게는 3주 후에 완쾌되는 경우가 많습니다. 허리를 삐끗하고 최초 3, 4일간의 통증이 매우 심하며, 때에 따라 통증이 시간이 갈수록 심해지기도 합니다. 보통 허리를 삐끗한 경우에 한의원에서 침구 치료를 하면, 통증 기간이 약 1주일에서 10일 내외로 단축될 수 있습니다.

이러한 허리 통증이 나타나면 집에서는 몇 가지 원칙을 준수하는 것이 좋습니다.

첫째, 절대 음주를 하지 않아야 합니다. 보통 남성의 경우에 허리가 시큰거리는 것에도 불구하고 음주해서, 그 통증이 매우 악화되기도 합니다.

둘째, 허리 통증 최초 3, 4일간은 운동을 삼가는 것이 좋습니다. 근육이 뭉친 경우에는 가벼운 스트레칭 이외에는 무리한 운동이 통증을 악화시킵니다. 헬스 트레이닝을 매일 하시는 분이나 골프 라운딩 등으로 무리하게 운동하여 상태를 악화시키는 경우가 종종 있습니다.

셋째, 똑바로 누워서 주무시는 것보다는 허리가 눌리지 않게 옆으로 누워서 주무시는 것이 좋습니다. 부득이한 경우에는 똑바로 누워서 무릎을 굽힌 자세로 주무시는 것이 좋습니다.

마지막으로 근육이 뭉쳐 있는 상태이므로, 따뜻한 찜질을 자주 하시고, 진통 소염 효과가 있는 외용제를 통증 부위에 바르고 마사지를 하시는 것도 도움이 됩니다.

한의원에서 치료하는 방법으로는 침, 뜸, 부항 요법 등이 통증을 경감시키고 뭉친 근육을 풀어주는 데 매우 유용한 방법입니다.

환절기에는 이러한 "허리 삐끗" 말고도, 목, 어깨 뭉침 등도 발생할 수 있으니 주의하시고 대비하셔야 합니다.

골프 엘보의 한방 요법 치료
(골프 치는 한의사의 골프병 이야기)

골프를 치다 보면 자연스럽게, 또 당연히 찾아오는 불청객이 있으니 그것은 바로 골프 엘보입니다.

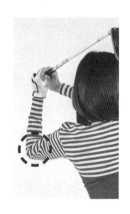

특히, 골프 시즌인 3월~11월 사이에는 골프 엘보로 한의원을 찾아오시는 분들이 참으로 많습니다.

(1) 골프 엘보의 원인

보통 골프 엘보는 오른손잡이 골퍼의 경우에 좌측 팔꿈치 바깥쪽 뼈 부위에 가장 흔하게 옵니다. 그러나 때에 따라 좌측, 우측을 가리지도 않으며, 바깥쪽 뼈, 안쪽 뼈도 가리지 않고 올 수 있습니다. 왜냐

하면, 뒤땅을 많이 친다든가, 탑볼을 친다든가, 혹은 찍어치기를 하든가 등의 골프 치는 습관에 따라서도 다르고, 연습할 때 드라이버 위주로 치는 습관 등에 따라서도 다양한 양상을 나타내기 때문입니다.

또한, 골프 엘보는 골퍼뿐만 아니라, 집안일을 하면서 행주나 걸레를 자주 짜는 여성이나 같은 자세로 컴퓨터를 오래 하는 회사원에게서도 발생할 수 있습니다. 즉, 지속적이고 반복적인 동작이 누적되면서 팔꿈치 관절과 인대를 손상하여 통증을 유발하는 것으로, 한의학적으로는 팔꿈치 관절에 발생한 어혈(瘀血)이 원인이 됩니다.

이럴 때 적절한 치료가 이루어지지 않으면 팔꿈치 주변의 인대가 약화되어 파열되거나 가동성이 크게 저하될 수 있습니다.

⑵ 골프 엘보의 증상

- 심하면 너무 아파서 골프채를 들기도 힘듭니다.
- 팔꿈치를 움직일 때 통증이 나타나고, 때에 따라 팔과 손이 저리기도 합니다.
- 팔을 돌리거나 펼 때도 통증이 나타납니다.
- 골프채를 들기도 힘들 만큼 아프기도 하고, 골프공을 칠 때 팔꿈치 부위에 통증이 나타나지만, 골프 연습장에서 볼을 30~50회 정도 치면, 통증이 경감되었다가 나중에 다시 심하게 아픈 것이 반복됩니다.

⑶ 골프 엘보의 치료

골프 엘보가 발생하면 한의원에서는 보통 "만성" 진단을 내리고 치료 기간도 약 2개월 정도로 넉넉히 잡습니다. 그 이유는 골프 엘보는 발병 자체가 며칠 되지 않았더라도 그 원인을 추적해보면 지속적으로 관절에 무리가 생겨서 발생하기 때문입니다. 즉, 어제부터 팔꿈치가 아팠다고 하더라도, 특별히 부딪혔던 정황이 있는 타박상이 아닌 한, 오랫동안 해 온 골프로 관절이 손상을 받았다고 생각하는 것이지요.

이때는 매일 한의원에서 치료하는 것보다는 주 2, 3회 정도의 침구 치료와 집에서의 찜질 등의 보존 요법을 병행하시는 것이 좋습니다. 물론 이 기간에는 골프나 무리한 팔꿈치 사용은 삼가시는 것이 좋겠지요.

골프 엘보를 치료하려면, 부항, 침구, 봉독 치료, 기타 습포제 요법 등 한의원에서 동원 가능한 요법들을 총망라해야 효과적으로 다스릴 수 있습니다. 단순히, '며칠 쉬면 낫겠지.' 혹은 '소염제를 먹고 참는다.' 등의 방법은 병을 내버려두는 것과 마찬가지입니다.

⑷ 골프 엘보, 집에서의 병행 치료

- 하루에 한 번 이상 소염 진통 효과가 있는 로션제를 통증 부위에 바르고, 약간 강자극으로 마사지를 합니다. 마사지하고 나면 환부가 약간 뻐근하거나 욱신욱신한 정도가 좋습니다. 이렇게 해야 통증 부위의 어혈이 혈류량의 증가로 줄어들게 됩니다.
- 찜질은 따뜻한 찜질을 하루 15분 내외로 매일 하시는 것이 좋습

니다. 단, 환부가 많이 부어 있거나 벌겋게 되었을 경우에는 차가운 냉찜질로 진정시키고 때에 따라서는 소염진통제를 함께 복용하시는 것도 좋습니다.

⑸ 골프 엘보에도 불구하고, 골프를 쳐야 하는 경우?

골프 엘보는 관절 부위의 안정을 요구하는 질환이므로 당연히 운동을 쉬고 치료하는 것이 바람직합니다.

하지만 골프라는 운동의 특성상 골프 시즌에는 어쩔 수 없이 라운딩과 연습을 해야 하는 경우도 있습니다. 이럴 때 도움이 되는 내용을 몇 가지 소개해 드리겠습니다.

◆ 골프 연습장에서

◦ 직접 공을 치기 전에, 빈 스윙을 30번 정도 하는 것이 좋습니다. 처음에는 팔꿈치 관절 주위에 어혈이 쌓여 있어서 통증이 유발되지만, 빈 스윙을 반복하면 일시적으로 관절 부위가 부드러워지면서 통증이 가벼워집니다. 이렇게 빈 스윙을 충분히 한 후에 연습하시면 팔꿈치 통증이 경감되어 한결 수월하게 치실 수 있습니다.

◦ 될 수 있으면 드라이버 연습은 삼갑니다. 간단한 어프로치나 아이언 연습을 위주로 하는 것이 좋습니다. 드라이버 연습은 골프 엘보의 주범입니다.

◦ 연습하고 나서는 반드시, 소염진통제 마사지나 미지근한 마시지를 병행해 주시는 것이 좋습니다.

• 라운딩을 하기 전에

◦ 팔꿈치 부위에 따뜻한 찜질을 하고 라운딩에 임하는 것이 좋습니다.

◦ 첫 티업 전에 어프로치 10회, 아이언 7번 10회, 드라이버 10회 정도로 단계를 올리면서 빈 스윙을 하면서 관절 주위를 충분히 풀어주고, 라운딩하시면 좋습니다.

어린이 성장 치료가
필요한 경우

어린 자녀를 둔 초보 엄마들의 관심사는 "어떻게 하면 우리 아이의 키를 쑥쑥 잘 자라게 할까?"입니다. 특히, 부모의 키가 작은 경우, "혹시 우리 아이도 나처럼 작게 되지 않을까?"하고 걱정을 하게 됩니다. 그런데 정작 성장을 관찰할 때는 아이가 약간 작은 것을 느끼면서도, "요즘 아이들은 우리 때와는 달라서 많이 클 거야.", "지금은 작더라도 나중에 많이 크겠지!"라고 자기 안주를 하면서, 아이의 성장 저해를 내버려두는 경우가 많습니다. 어린이들의 성장 치료가 필요한 경우에 대해 엄마들이 정확하게 알고 있어야 성장의 시기를 놓치지 않을 수 있습니다.

성장 장애에 속하는 증후로 대표적인 것은 1년에 4㎝ 미만으로 성장하는 경우입니다. 어린아이들은 1년에 평균 5㎝ 정도 자랍니다. 나이가 어릴 때 1, 2㎝ 못 자란 것이 결국 최종 성장 키에서 "어릴 때 2, 3㎝만 더 자랐어도…"라는 후회를 낳게 합니다. 또한, 어린아이가 작년에 입었던 옷을 올해에도 별 어려움 없이 입는다면 성장이 많이 이루어지지 않은 것이기 때문에 성장을 꼭 체크해 봐야 합니다.

반에서 키로 5번 이내라면 평균 하위 20%에 속하므로, 성장에 더욱 신경을 써야 합니다. 또한, 만 2세까지의 신장이 또래 집단보다 작으면, 작은 편에 속하므로 식이 요법에 더욱 신경을 많이 써야 합니다. 물론 성장 패턴이 나중에 급속히 자라는 경우도 종종 있지만, 막연히 우리 아이가 그럴 것이라고 기대를 하는 것보다는 전문가와 상담하여, 성장 패턴 분석 및 성장판 검사를 한번 해 보는 것이 좋습니다.

사춘기에 들어서면 더욱 세심하게 배려하여야 합니다. 이때는 키가 급격히 성장하다가 급격히 멈추는 시기이므로, 주의를 요구하는 시기입니다. 일단 키가 충분히 안 컸는데 2차 성징(초경이나 변성기)이 시작되었으면, 전문가의 상담을 꼭 받아 보시는 것이 좋습니다. 2차 성징이 나타나면, 성호르몬의 급격한 증가, 성장 호르몬의 급격한 감소 등 성장 패턴의 변화가 심하므로, 매달 자녀의 성장 변화에 주의를 기울여야 합니다. 자녀가 사춘기에 들어섰는데도 성장 속도에는 변화가 없거나 잘 자라는 편이었는데 갑자기 성장 속도가 둔화되었을 경우에도 주의를 요구합니다. 조성숙증일 가능성이 있기 때문입니다.

현재 키가 평균이거나 평균보다 크지만, 비만인 경우에도 조심하여야 합니다. 비만인 어린이들은 성장이 일찍 멈추는 경우가 많습니다.

또한, 아이가 밥을 잘 안 먹는다든가 차멀미를 자주 한다면 한의원에서 정밀 검사를 받아 보는 것이 좋습니다. 이러한 어린이들은 보통 비위가 약한 편이며, 음식물의 소화 흡수 능력이 떨어지고 허약 체질이 되기 쉬워서 키가 잘 안 자라는 경우가 많습니다.

이 밖에도, 비염이 심하다든가, 두통, 복통을 자주 호소한다든가, 잠을 깊이 못 자는 경향이 있다면 한 번쯤은 한의원에서 근본적인 치료를 해 보는 것이 좋겠습니다.

이런 모든 것들은 체크할 때 꼭 필요한 것은 집에서 정기적으로 어린이의 키를 재 보는 것입니다. 벽에 세워 놓고 키를 표시해 보든지, 혹은 줄자로 키를 재서 그래프를 그려 보는 것이 좋습니다. 사춘기 이전의 어린이라면, 평균 5~6cm 정도를 자라면 무난합니다.

성장 치료가 필요한 경우라고 판단되면, 가까운 한의원에서 오장육부의 이상 유무, 성장판의 개폐 여부 등을 확인하고, 식이 요법, 운동 요법 등의 생활 요법 지도와 성장에 도움이 되는 탕약을 복용하는 것이 좋습니다.

임신 초기 위장 질환

임신 초기 임산부에게서 흔히 발생하는 위장 질환은 위 통증, 입덧, 소화 장애, 어지럼증, 속 쓰림 등입니다. 그런데 임신 2, 3개월은 태아가 생태학적으로 발생 분화가 가장 활발히 일어나는 시기이므로, 약물 사용에 매우 신중해야 합니다. 양약이든 한약이든 간에 신중히 사용해야하고, 가급적 약물을 삼가는 것이 좋습니다. 그러므로 임신 초기에 위장 질환이 발생하면 식사를 조절하거나 간단한 한방차를 선택하는 것이 도움이 많이 됩니다.

임신 중에는 태아 때문에 보통 위의 운동성이 떨어지곤 합니다. 또한, 명치 끝이 울렁거리기 때문에 입덧이 유발되는 경우가 많습니다. 이처럼 위의 물리적 소화 기능이 떨어지면, 이것을 보완하고자 담즙이나 위액이 다량 나와서 속 쓰림을 유발할 수 있습니다. 그러므로 평소에는 무난하게 드시던 음식도 일단 성질이 찬, 혹은 소화에 많은 위 운동이 필요한 음식이라면 피하는 것이 좋습니다. 탄수화물류로는 빵, 스파게티 등의 밀가루 음식을 피하셔야 하고, 보리밥, 메밀, 때에 따라서는 현미, 잡곡밥도 조절하여 조금만 드시는 것이 좋습니다. 속 쓰림이 있을 때는 찹쌀밥, 흑미, 백미, 혹은 간단한 죽 등으로 대체하는 것이 바람직합니다.

단백질 공급원도 소화가 잘 안 되는 돼지고기, 낙지, 주꾸미 등은 삼가시고, 소화하기 쉽도록 국물에 포함된 유리 아미노산을 드시기를 권합니다. 즉, 황탯국, 소고깃국, 계란탕 등이 좋습니다.

커피와 같은 카페인이 들어 있는 기호 식품은 위산을 증가시키므로 당연히 삼가야 합니다. 보통 임신 속 쓰림은 임신 후 조리만 잘하시면, 1개월 정도 후에 많이 호전될 수 있습니다. 이 기간을 잘 넘겨야 합니다.

임신 시에 안전하게 드실 수 있는 식품군에 속하는 것으로는 구기자, 마, 건강(생강을 말린 것) 정도가 있습니다.

구기자는 차로 따뜻하게 마시되, 약간의 꿀이나 설탕을 첨가해서 수시로 드시면, 위산이 줄어들므로, 도움이 됩니다.

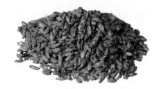

마는 갈아서 죽으로 복용하시면 배를 따뜻하게 하고, 위장을 보호하게 됩니다. 건강은 임신 시 입덧이 심하거나, 위통이 있을 때 드시면 좋습니다.

배를 따뜻하게 하는 것도 도움이 됩니다. 보통은 뜸을 뜨지만, 집에서는 연기 때문에 곤란할 수 있으니, 따뜻한 물수건이나 핫팩으로 배꼽 위쪽 상복부를 따뜻하게 해 주시면 진정이 될 것입니다.

모유 수유 중에는
음식도 가려 드셔야…

출산 후에 산모들은 본인 자신의 몸보다는 아기들 때문에 섭취해야 하는 음식에 제한을 받기도 합니다. 이 장에서는 모유 수유 중에 삼가야 하는 음식들에 대해 한번 알아보도록 하겠습니다.

• 인삼, 홍삼

산후에 인삼, 홍삼을 드시면, 모유가 줄어드는 예가 많습니다. 특히, 소양인 체질에서 나타난다고 하는데, 다른 체질에서도 모유 감소가 나타날 수 있습니다. 그래서 한의원에서는 체질을 감별해서, 때에 따라 산후 보약에 인삼 대신에 사삼이나 해삼을 넣기도 합니다. 간혹, 산모들에게 홍삼 주스나 홍삼 원액을 선물하는 경우가 있는데, 미리 알아보고 사 가시는 것이 좋습니다.

◆ 식혜(맥아당, 엿기름)

맥아는 예로부터 산후에 젖을 말리고자 할 때 달여 먹었던 음식입니다. 그러므로 초유를 먹이려는 산모라면 엿기름을 원료로 만든 식혜를 많이 마시는 것은 금기입니다. 산모에게 식혜를 선물하시는 것도 좋지 않겠지요.

◆ 카페인

카페인을 과식하면, 모유를 통해 아기의 몸에 카페인이 축적되어, 잠을 잘 안자고 보챌 수도 있다고 합니다. 그러므로 카페인이 많이 함유된 음식인 커피, 녹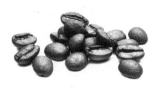차, 홍차, 초콜릿, 코코아 등과 감기약 등은 신중하게 드셔야 합니다.

◆ 마늘

마늘은 수유 시에 모유로 분비되어, 모유의 맛과 냄새가 변한다고 합니다. 갓난아이들은 이런 마늘의 맛과 냄새에 민감하게 반응하여 모유를 거부하기도 합니다. 마늘이 포함된 음식은 섭취 후 4~6시간 후에 모유에 분비됩니다. 그러므로 마늘이 포함된 음식을 섭취하려면 모유 수유 3시간 전에 섭취하는 것이 좋습니다.

◆ 양파, 양배추, 순무

위 음식들도 너무 많이 먹을 경우 모유로 분비됩니다. 그러면 아기들에게 과민 반응을 일으켜 배에 가스가 차거나 배가 아프게 돼서 보채며 울 수 있으므로, 이런 음식들은 수유 3시간 전에 섭취하는 것이 좋습니다. 갓난아이일수록 수유 간격이 짧아서 시간을 맞추기가 생각보다 어려울 수 있으니 산후 최소 3개월까지는 아예 금하는 것도 방법이라고 할 수 있습니다.

◆ 땅콩, 호두, 아몬드 등의 견과류

모든 아이가 그렇지는 않겠지만, 간혹 민감한 아기들은 견과류에 알레르기 반응을 일으킬 수 있습니다. 그러므로 혹시 견과류를 드신 후에 모유 수유를 할 때는 아기들에게 발진이 나타나는지를 세심히 살필 필요가 있습니다.

◆ 찬 과일류

수유 중인 산모는 과일을 많이 섭취하는 것이 좋지 않을 수 있습니다. 아기가 설사나 복통을 일으킬 수 있기 때문입니다.

◆ 유제품

우유, 요구르트, 아이스크림, 치즈 등의 유제품은 아기에게 알레르기 반응을 일으킬 수 있습니다.

◆ 기타

음주, 흡연, 너무 자극적인 짜거나 매운 음식, 화학조미료, 농약이

들어 있는 채소들은 삼가야 합니다.

 쭉 적어 놓고 보니까 참 많은 음식을 주의해야 하네요. 이러한 음식들이 금기 음식이기는 하지만, 가장 중요한 것은 얼마나 많이 섭취하느냐겠지요. 엄마의 영양 균형을 위해 섭취해야 하는 음식도 있으니까, 조금씩 섭취하며 아기의 반응을 세심히 살펴야 합니다. 그리고 이런 음식들은 주의해야 함을 알고 생활하는 것이 아기를 위한 첫걸음이라고 생각됩니다.

 또한, 모유 수유가 어느 정도 이루어진 산후 6개월 이후라면, 위의 음식이 산모의 건강에 꼭 필요하다고 판단될 경우 과감히 모유 수유를 중단하는 것도 좋은 방법입니다.

국산 한약재,
수입(중국산) 한약재의 진실

• 불가피하게 외국산을 사용해야 하는 약재들도 많이 있습니다.

태국산 바나나와 제주도산 바나나가 있습니다. 둘 다 잔류 농약 및
중금속 검사를 한 것이라고 가정할 때, 맛, 가격 등을 고려하면 과연
어느 바나나를 선택해서 드시겠습니까?

약재들은 저마다의 최적 기후가 있습니다. 약재는 무조건 국산이
좋다는 신토불이(身土不二)라는 말은 그다지 근거가 없는 이야기이며,
아마도 국산 장려 및 일종의 애국심 차원에서 나온 이야기로 받아들
이는 것이 좋을 듯합니다. 약재에 관한 한 앞으로는 귤화위지(橘化爲
枳)라는 말이 더 어울린다고 생각하시면 됩니다.

"중국 사람 입장에서 고려 인삼을 수입해서 약재로 사용하는 이유가

고려 인삼이 단순히 싸서일까? 인삼은 고려의 것이 좋기 때문일 것이다. 중국 사람들이 신토불이라는 말을 앞세워 고려 인삼을 사지 않고, 중국 인삼을 최고품으로 쳐서 약재로 사용하겠는가…"

한약재 중에서는 예로부터 국내에선 채집이 불가하여 중국 및 기타 주변 국가에서 수입해 오던 것들이 많습니다.

• 감초

약방의 감초라는 말이 있는데, 감초는 우리나라 기후보다 선선한 아한대 기후에서 잘 자라기 때문에, 유통되는 전량이 수입(몽골, 중국, 시베리아 등)되고 있다는 사실은 뜻밖에 모르는 듯합니다. 설사 일부 감초가 국내 생산이 있더라도, 유효 성분 및 약효 측면에서는 당연히 수입 감초가 좋습니다.

• 녹용

사슴뿔이라고 모두 약재용 녹용이 되는 것은 아닙니다.

한의원 대부분은 국내산 녹용을 녹용 한약재로 선택하지 않습니다. 한의사들이 가장 상품上品으로 생각하는 녹용은 마록이라는 품종입니다. 하지만 국내산, 캐나다 및 미국 등 북미지역의 사슴은 엘크라고 하는 품종으로 한의사들이 사용하는 약용 품종이 아닙니다. 이렇듯 다른 품종의 사슴뿔을 약재로 넣는다는 것은 마치 우리가 소고기를 먹으러 갔는데 육우용 고기를 주는 것이 아니라 젖소 고기를 주는 것과 같다고 생각하시면 이해가 쉬울 것입니다.

"유명한 레스토랑에서 스테이크용 고기로는 연하고 부드러운 호주산 암소 고기가 좋다고 말씀드리고 수입 호주산을 쓰는 것이 옳을까요, '이것은 국산이니까 무조건 수입 고기보다 좋아요'라고 말하고, 실제로는 국내산 젖소 고기를 스테이크용으로 제공하는 것이 옳을까요?"

• 육계(계피)

계피는 계수나무 껍질을 의미합니다. 윤극영 시인의 '반달'이라는 노래의 가사에도 "계수나무~ 한 나무~"라고 나올뿐더러, 계피차나 수정과 등에도 들어가죠. 이처럼 우리에게는 매우 친근한 약재라서 당연히 국산 약재인 줄 아시는 분들이 많습니다. 하지만 계수나무의 원산지는 일본, 중국 남부, 베트남 등 따뜻한 기온대 지역이고, 가장 좋은 품질의 약재는 베트남산으로 알려졌습니다.

• 황기

국산을 사용하기도 하지만, 외국산을 사용하는 경우도 있습니다. 중국산, 특히 내몽골산이 약효가 좋습니다. '본초서'에서 내몽골산을 으뜸으로 쳤고, 내몽골산 3~4년근 자연산 황기가 국내산 1~2년근보다 저렴하니 쓰지 않을 이유가 없는 것입니다. 국내산만을 고집해서 한약 가격만 올라가고, 실제 약효가 떨어질 수 있는 것에 대한 고민을 안 할 수가 없는 부분입니다.

• 지실

지실의 경우는 중국산 고급품이 심지어 국산보다 비싸기까지 하지만, 중국산을 사용하는 것이 약효가 더 좋습니다.

'귤화위지'라는 고사가 있습니다. "회수(淮水) 이남의 귤을 그 북쪽에 심으면 탱자가 된다"는 뜻으로 사람이나 작물에 환경이 얼마나 중요한지를 강조하기 위해 나온 말입니다. 여기 나오는 탱자가 바로 지실입니다. 지실은 쓰촨이나 푸젠과 같이 중국 남부의 습윤한 아열대 기후에서 자랐을 때 고유의 효과를 나타냅니다.

• 부평초

부평초는 가격이 매우 싸며 가끔 쓰는 약재입니다. 이러한 약재는 국내 생산이 가능할 수는 있으나, 국내 인건비로는 약재를 채집할 수 없어서 국산 약재가 없는 경우입니다.

• 용골(공룡 화석)

우리나라에서도 일부 나지만, 중국에는 널렸는데 우리나라에는 희귀한 약재입니다. 특별히, 식물성 약재도 아니므로 우리나라 약재가 더 약효가 좋다는 근거도 없습니다.

• 국산이 더 약효가 좋다고 인정받은 인삼, 오미자

예전부터 고려 인삼의 우수성은 세계적으로 인정을 받아 왔습니다. 또한, 오미자는 국산이 중국산보다 3배가량 비싸지만 19세기에 나온

'본초서'《약징》에 조선산이 좋다고 기술되어 있고, 실제 한의사의 임상 예에서도 국산의 효과가 좋은 것으로 판단되고 있습니다.

한편, 한약재야말로 원산지 표시를 현실화하고, 농약 및 중금속 검사를 필한 약재만을 사용해야 합니다.

한의사 선생님들 대부분이 국내에서 생산이 안 되는 약재가 아닌 한 특별한 이유(약효의 저하 및 수급이 일시적으로 불가능할 때)를 제외하고는 국산 한약재를 사용함을 원칙으로 하십니다. 하지만 모든 수입 약재가 약효가 없다는 편견을 가질 필요는 없습니다.

다만 한의원이 아닌 곳에서 터무니없이 한약을 싸게 파는 경우가 있다면 식약처 검사를 통과하지 못한 저가 중국산 한약재를 사용하는 경우가 있으므로 항상 조심하셔야 합니다.

한약재에 관련된 법규가 있습니다. 2006년 7월부터 한의원에서는 의무적으로 규격 한약재만을 사용하도록 법제화되었으며, 한약재용 한약은 일반 건강원에서는 취급하지 못하도록 하였습니다. 그래서 건강 기능 식품 제조 시에도 약재용 한약은 넣지 못하도록 하고, 식품용 한약을 사용하도록 명시하였습니다.

예를 들면, 시골 장터에서 아무리 품질 좋은 인삼이나 칡뿌리를 구하여도, 이것은 농약 등 품질 검사가 이루어진 규격 한약재가 아니므로, 한의사가 한약재로 사용할 수 없다는 것입니다. 또한, 삼계탕집에서는 아무리 규격 한약재인 황기나 인삼을 넣고 싶어도 규격 한약재를 구할 수가 없죠. 그러므로 일부 건강원이나 홈쇼핑 등에서 팔고 있는 한약 유사 건강식품 등은 규격 한약재로 만들어진 것이 아닌, 품질 검사를 받지 않은 식품용 약재로 이루어진 것으로 생각하시면 됩니다.

한의원에서 올바른 한약에 대한 질문은 이렇습니다.

"혹시 중국산 약재를 쓰시는 건 아니시죠?"라고 물어보지 마시고, "여기서는 검사를 필한 약재만을 사용하시지요?"라고 물어보십시오.

"녹용 보약 한 제에 얼마입니까?"가 아닌, "녹용은 어느 나라 것을 사용하시나요?"라고 물어보시는 것이 현명하게 한약을 드시는 방법입니다.

녹용
이야기

요즘은 많이 줄어들었지만, 환자분께서 본인들이 집에서 보관하고 있던 오래 묵은 녹용을 가져오셔서 한약 지을 때 같이 넣어 달라고 하시거나, 본인이 달여 드셔도 좋은지 질문하시는 경우가 많았습니다. 이럴 때 가져오신 녹용은 대부분 외국 여행 중에 사 온 것이거나, 지인들이 외국에서 사서 선물한 것들입니다.

한의원은 원칙적으로 식약처의 검증을 받은 제약 회사의 약재만을 쓰게 되어 있습니다. 그래서 외국에서 환자분이 직접 구매해서 가져온 녹용을 선뜻 탕약의 약재로 사용하는 것이 꺼림칙한 것은 사실입니다.

이제부터의 글은 선물 받은 녹용을 집에서 직접 달여 먹는 경우를 가정한 것입니다.

이런 경우 쟁점은 녹용을 어디서 사 왔느냐가 아니라, 얼마나 오래되었는가입니다. 예로부터 녹용이 귀한 약재(藥材)로 널리 알려진 터라 귀하게 보관을 하신다고, 장롱 깊숙한 곳에 혹은 냉동실에 3년 이상을 보관하시다 가져오는 경우가 많습니다. 심한 경우 10년 이상 방치되었다가, 배우자와 사별 후, 유품을 정리하시다 발견하는 경우도 꽤 있습니다.

비닐봉지에 둘둘 말아진 녹용을 원장실 책상 위에 올려놓으시고, 과연 어떤 판정을 내릴지 초조하게 한의사의 눈치를 살피십니다. 그렇지만 한의사들은 "너무 오래되어 약재로 쓸 수 없습니다."라는 냉정한 '사망 선고'를 내립니다. 가져오신 분이야 섭섭하시겠지만, 상식적으로 생각해 보면 너무도 당연한 판정입니다.

몇 가지 경우를 상상해 봅시다.

첫 번째, 만약 환자분이 녹용 보약을 드시려고 큰맘 먹고 큰돈을 들여 한의원에 내원하셨는데, "3년이 지난 묵은 녹용으로 한약을 짓겠습니다."라고 하면 과연 그 한약을 기쁜 마음으로 드실까요?

두 번째, 맛있는 소고기를 잘 먹고, 남은 것을 잘 보관한다는 생각에 냉동실에 넣어 두었다가 깜빡해서 3년이 지났다고 가정해 봅니다. 그 소고기는 냉동실에 보관된 덕택에 다행히 상하진 않았을 것입니다. 그렇다고 3년 지난 고기를 꺼내 고깃국을 끓을 수 있으시겠습니까?

아마도 그 고기를 버리시고 새로운 고기를 사실 것입니다. 하물며, 지금 우리가 논하는 것은 음식도 아니고, 약재입니다.

장롱 속의 녹용, 혹은 냉동실 속의 녹용은 굳이 기간을 정하자면, 2년이 지났다고 생각되면 버리시는 게 최선입니다. 녹용뿐만 아니라, 다른 동물성 약재인 사향, 웅담도 마찬가지라고 생각됩니다.

특히, 사향은 우황청심환의 원료일 뿐 아니라, 최근에 각광받는 공진단의 원료이지만, 시간이 지날수록 주요 성분인 향성분(방향성 성분)이 날아가기 때문에, 신속히 처리해서 쓰지 않으면 안 되는 약재입니다.

한의원에서는 제약 회사를 통한 안전성 검사를 거친 약재만 사용하므로, 민간에서 식품 형태로 유통되거나 보관된 약재는 사용하지 않습니다.

다만 개인적으로 소장하는 약재를 집에서 직접 달여 드실 경우에는 잠정적으로 2년 이내에 사용해야 한다고 생각하시고, 이른 시일 내에 한의사와 상담하여 체질이나 환자의 상태, 증상에 맞게 활용하시는 것이 좋습니다.

여름철 한방 음료,
생맥산을 소개합니다

무더운 여름날 낮에 친구들과 골프를 치러 갔습니다. 햇볕은 뜨겁고, 습도도 높아서 땀이 주룩주룩 흘리는 전형적인 여름철 날씨였죠. 중간에 그늘집에서 혹시 더운 여름에 탈수 증상이 생길까 봐 집어 먹었던 소금 때문인지, 갈증이 평소보다 더했습니다.

가지고 간 물이 턱없이 부족함을 느낄 때 친구 한 명이 준비해 온 비장의 카드를 꺼내 들었습니다. 이른바 "얼린 냉커피"

더할 나위 없이 반가워서, 고맙고 즐거운 마음으로 모두 함께 냉커피를 잘 마셨습니다. 하지만 그것도 잠시, 냉커피의 냉기가 무더운 햇살에 맥없이 녹아내렸습니다. 너무 더운 날에는 바깥에서 운동하는 게 아닌데… 속절없이 후회하고 있을 때, 드디어 제가 비장의 무기를 꺼내 들었습니다. 그 이름은 "얼린 생맥산!"

그날 분위기는 이것 한방으로 끝났습니다. 모두가 갈증을 완벽히 해소함은 물론 생맥산이 주는 그 시원한 맛에 반해 버렸습니다. 당연한 겁니다. 생맥산이야말로 예로부터 내려오는 선조들의 영양 음료니까요. 식혜나 수정과도 좋지만, 감히 생맥산에 비할 바는 아닙니다.

생맥산은 맥문동, 인삼, 오미자를 주성분으로 하고 감초나 꿀 등으로 단맛을 맞춰서 만든 음료입니다. 한방차로 따뜻하게 마셔도 좋고, 얼음을 넣어서 찬 음료로 마셔도 그만입니다.

동의보감에서는 생맥산을 "사람의 기를 도우며 심장의 열을 내리게 하고 폐를 깨끗하게 하는 효능이 있다"고 하였습니다.

그럼 생맥산에 들어가는 약재를 살펴보겠습니다.
◦ 인삼 : 맛이 달고, 원기를 잘 보한다. 갈증을 가시게 하고 진액 또한 생기게 하며, 영위(營衛)를 조화시킨다.
◦ 맥문동 : 심장을 튼튼하게 하고, 이뇨를 촉진하고, 가래를 없앤다. 폐를 보한다.
◦ 오미자 : 간을 보호하고, 해독 작용이 강하다, 진통 작용도 있다.
◦ 꿀 : 체내 당분을 즉각적으로 보충하여 세포에 필요한 에너지원을 공급한다.

들어가는 약재 하나하나가 다 고급의 값비싼 약재들이니 옛날에는 일반 가정에서 생맥산을 마신다는 것은 꿈도 못 꿀 일이었겠지요. 최소한 정승, 판서의 대갓집에서나 마실 수 있는 음료였습니다.

생맥산을 만드는 방법은 다음과 같습니다.

먼저 물 1.5ℓ에 인삼과 맥문동을 각각 20g 정도씩 넣어서 약 1시간 반에서 2시간 정도 끓여 줍니다. 이때 약효 성분이 추출되면서 물이 졸아들겠지요. 중요한 건 최종 물량을 1ℓ 정도가 되게 하시는 것입니다. 간혹 "나는 인삼이 체질에 안 맞는다고 하던데, 그럼 생맥산을 마시지 못하겠네요."라고 말씀하시는 분이 계십니다. 당연히 인삼이 체질에 안 맞으면 인삼만 달인 물을 드실 순 없겠지요. 하지만 생맥산은 인삼으로 인해 나타날 수 있는 체질적 부작용을 맥문동과 오미자가 조화롭게 해소해 주기 때문에 오히려 인삼의 좋은 점만 취할 수 있습니다. 참, 신기한 일입니다. 그래도 인삼이 걱정되시면, 인삼 대신 황기를 인삼의 1.5배 정도 사용하시는 것도 방법의 하나입니다.

약재를 끓이는 곳에 오미자가 빠졌지요? 그 이유는 간단합니다.

오미자는 끓이면 약효도 약효지만, 약 맛이 텁텁하고, 시큼해지므로 차나 음료로 음용하기에는 너무 "한약"처럼 되어 버리지요. 물론 한약을 달일 때는 끓여서 드셔도 되지만, 차나 음료로 마실 때는 끓이질 않습니다. 이제 오미자 20g을 찬물 500㎖에 담가 둡니다. 이렇게 한 10시간 정도 담가 두면, 오미자의 유효 성분이 찬물에 빨갛게 잘 우러나옵니다. 색깔도 아주 예뻐서 먹음직하죠. 그러면, 끓여 두었던 인삼, 맥문동 달인 물과 오미자 우린 물을 함께 섞습니다. 이 섞은 물을 다시 데워서 차로 마셔도 되고, 냉장고에 두었다가 찬 음료로 마셔도 됩니다. 이때 기호에 따라 꿀, 감초나 대추 달인 물로 당도를 조절하면 아주 맛있는 차나 음료가 되지요.

최근에는 5월만 되어도 더위가 찾아오더군요. 그러다 보니 여름이 더욱 걱정되는데요, 이럴 때는 우리에게 생맥산이 있다는 것을 꼭 기억하시길 바랍니다.

제10부

경희대학교 한의학 박사
현) 시의학회 임상연구팀장
현) 서울시한의사협회 대의원
현) EBS 육아 교육 pin 육아 멘토
경희미르네트워크 광진점 대표 원장

허지영 원장

쉽게 읽는 약 이야기
「수면제」

야근도 많고, 집에 와서 할 일도 많은 현대인은 잠을 자는 시간이 점점 늦어지고 있습니다. 빛 공해니, 소음 공해니 해서 잠을 푹 자기 힘든 환경이 수면의 질을 떨어뜨리기도 하고요. 커피나 다른 각성 효과가 있는 음식들로 인해서 잠자기 힘든 경우도 있고, TV나 컴퓨터를 하느라 뇌가 흥분해서 잠이 쉽게 들지 않는 경우도 많죠. 게다가 현대인의 가장 큰 적인 스트레스도 수면 방해 요소입니다. 스트레스가 교감 신경을 흥분시키고, 호르몬 분비를 교란시켜서 잠이 잘 오지 않게 하죠. 그래서 요즘 사람들은 잠들기가 쉽지 않거나, 잠이 들어도 숙면을 취하기 어려운 경우가 많습니다. 불면의 시대라고 부를 만하죠. 그러다 보니, 수면제를 복용하는 일도 점점 많아지고 있는데요, 수면제는 어떤 약일까요?

수면 장애를 치료하는 데 쓰는 약은 여러 가지가 있지만, 크게 보면 항불안약이나 항우울약 계통을 쓰는 경우가 많습니다.

항우울약은 선택적 세로토닌 재흡수 억제제라고 해서 행복 호르몬이라고 부르는 세로토닌의 기능을 강화하는 약이라고 보면 되고요, 항불안약 계열은 벤조다이아제핀계의 약을 쓰는 경우가 많습니다. 잠이 들지 않거나, 중간에 깨거나 하는 실제 불면 계통의 증상을 치료할 때 쓰는 약은 벤조다이아제핀 계열의 약인 경우가 많습니다. 이런 수면제는 우리 뇌의 억제성 신경 전달 물질인 GABA계 신경 전달을 촉진하는데, 쉽게 말해서 신경의 흥분을 가라앉히는 약이라고 보면 됩니다.

뇌 신경의 흥분을 억제해서 수면 상태를 유도하는 벤조다이아제핀계 약물들은 내성과 의존성이 생기기 때문에, 용량에 주의해서 되도록 단기간만 사용하는 것이 좋습니다. 신경 흥분을 억제하는 과정에서 나타나는 부작용으로 근육이 이완되면서 힘이 빠지는 양상이 나타날 수 있는데, 호흡이 억제되기도 하고, 노인분들의 경우 넘어져서 골절상을 입는 경우가 생길 수 있습니다. 또, 알코올과 함께 작용할 경우에는 매우 위험할 수 있으므로 술을 마시면서 수면제를 복용하는 것은 피해야 합니다.

수면제는 효과가 빠르고 강력한 약이지만, 내성이나 의존성이 생기기 쉽고, 근육이 이완되는 등의 부작용이 생길 수 있으므로, 사용에 주의하는 것이 좋습니다. 오랜 기간 잠 때문에 고통을 받는다면, 수면 제에 의존하기보다는 원인을 찾아서 치료하고, 생활 습관을 바로잡아서 해결하시기를 바랍니다.

혼자서 할 수 있는 치료
「허리 아플 때」

허리가 아플 때, 또는 허리에 반복적으로 통증이 생겨서 예방이 필요할 때, 생활 속에서 주의해야 할 부분이나 대처법에 대해서 알아보겠습니다.

• **설거지할 때** : 싱크대의 높이가 낮아서 상체를 앞으로 숙여야 할 때는 다리를 옆으로 벌려서 높이를 맞추는 것이 좋습니다.

• **청소기를 돌릴 때** : 청소기를 밀 때, 상체를 숙이고 힘껏 미는 동작은 요통을 유발할 수 있으므로, 청소기를 최대한 길게 늘여서 상체를 펴고, 허리보다는 팔을 이용해서 가볍게 미는 것이 좋습니다.

• **빨래를 넣거나 꺼낼 때** : 드럼 세탁기에 빨래를 넣거나 꺼낼 때는

서서 허리를 숙인 채로 하지 말고, 되도록 앉아서 하는 것이 좋습니다. 통돌이 세탁기의 경우, 팔만 이용해서 빨래를 꺼내도록 하고 허리가 몹시 아플 경우에는 가족의 도움을 요청하세요.

• **장시간 운전할 때** : 다리를 너무 쭉 편 채로 운전하지 말고, 무릎을 가볍게 굽힌 상태를 유지하는 것이 좋고, 허리는 최대한 펴서 등받이에 붙여 주세요. 운전을 장시간 하게 되면, 1시간 정도 경과 시에 갓길에 정차하거나 휴게소에 주차한 후, 내려서 가벼운 스트레칭이라도 해 주세요.

• **술 마실 때** : 허리가 아플 때는 술을 마시지 않는 것이 좋습니다. 술자리를 피할 수 없는 경우에는 가능한 한 의자에 앉도록 하시고, 자주 일어나서 근육이 경직되지 않도록 하세요. 술을 많이 마시게 되면, 간이 알코올을 분해하느라 근육에 에너지를 공급하지 못해서, 근육통이 생기는 경우도 많아서 허리가 더 아플 수도 있습니다. 과음은 주의하세요.

• **아이를 안아 줄 때** : 아이가 달려와서 안기면 나도 모르게 몸을 굽혀서 안아 주거나, 안아서 들게 되는 경우가 많은데, 주의해야 합니다. 이때는 무릎을 굽히고 앉은 채로 안아 주거나, 다리 힘으로 들어 주는 것이 좋습니다.

• **걷는 운동을 할 때** : 허리가 심하게 아플 경우에는 가벼운 운동으로도 통증이 악화될 수 있으니 운동에 주의해야 합니다. 가볍게 걷기 운동을 할 경우에는 통증으로 인해서 몸이 한쪽으로 기울어지거나, 절뚝거리면서 걷지 않도록 하며, 천천히 걷도록 하세요.

이상 요통이 생겼을 때, 생활 속에서 주의해야 할 사항에 대해서 살펴보았습니다. 무엇보다도 아프기 전에 미리미리 주의하는 것이 가장 좋습니다. 허리 조심하세요~

한약에 대한 오해와 진실 1
「한약 먹으면 살찌나요?」

한약을 먹으면 살이 찐다는 얘기, 주위에서 흔히 들을 수 있는데요, 정말 그럴까요?

일단 살이 찌는 것은 내가 사용하는 에너지보다 내가 먹는 음식의 에너지가 많다는 뜻입니다. 그렇다면 한약에 들어 있는 에너지 혹은 칼로리는 어떨까요? 한의학에서 대표적인 보약으로 꼽히는 보중익기 탕을 예로 들어 보면, 인삼, 황기, 당귀, 시호 등 보약 성분이 다양하게 들어간 처방이지만, 한 팩당 겨우 12kcal입니다. 하루에 두세 번 복용한다고 하더라도, 공깃밥 한 그릇의 칼로리인 313kcal와 비교도 할 수 없는 적은 양이죠. 이처럼 한약은 실제 칼로리가 높지 않은데, 한약을 먹으면 살찐다는 얘기는 왜 나온 걸까요?

첫째, 한약 중에는 식욕을 높이고, 체중을 회복시키는 데 도움이 되는 처방이 있습니다.

한약에는 식욕 촉진 호르몬의 분비를 증가시키고, 소화관의 운동을 개선하며, 위점막 장애나 위장관 염증을 치료하는 데 도움이 되는 다양한 처방이 있습니다. 이 처방들의 경우 소화 문제로 단기간에 체중이 감소하거나 만성적인 저체중을 앓고 있는 환자에게 도움이 되죠.

그렇다면 이런 한약이 살이 찌게 하는 걸까요? 한약 중 소화기에 도움이 되는 대표적인 한약인 육군자탕으로 쥐 실험을 한 연구가 있습니다. 여기서, 소화기 장애로 저체중이 된 쥐에게서는 식욕을 높이고, 체중을 증가시켰는데, 놀랍게도 과체중의 쥐에게서는 체중 감소 효과를 보였습니다. 한약은 일방적으로 작용하는 것이 아니라, 신체에 알맞은 조절 작용에 강점이 있다는 한의계의 주장에 신뢰를 실어 주는 연구죠.

다만, 쥐 실험과 달리 사람에게서는, 또 실험실이 아니라 다양한 변수가 존재하는 현실에서는 결과가 조금 달리 나타날 수 있습니다. 평소 정상 체중인데, 일시적인 소화 장애가 생긴 환자들의 경우, 치료 이후에 식탐이 나타나거나 과식하게 되면서 체중이 증가하는 예를 진료하면서 볼 수 있었습니다. 이 경우에도 한약이 살을 찌게 하는 것이 아니므로, 평소의 식사 습관을 유지하는 것이 관건이라고 볼 수 있습니다.

둘째, 한약이나 각종 엑기스에 넣는 첨가물 문제가 있습니다.

아이들은 한약을 못 먹는 경우가 있어 단맛을 내기 위해서 한약에 꿀이나 올리고당 같은 고칼로리의 단맛을 첨가할 때가 많죠. 그리고 홍삼 엑기스 같은 한약 유사 제에는 단맛을 내는 성분이 들어가는 경우가 많아서, 장기간 복용하면 칼로리 과잉으로 살이 찔 수 있습니다. 그리고 동네 탕전원에서 붕어 즙이나 다른 엑기스류를 사서 드실 때도 한약이라고 생각하시는 분들이 있는데, 붕어, 장어, 흑염소 등은 대부분 고단백 고칼로리라서 동물성 엑기스를 장기간 드시면 체중이 늘어날 가능성이 큽니다. 이런 것은 한약 때문이라기보다, 한약과 유사한 제재에 들어가는 고칼로리 첨가물 때문이므로, 정확히 진료를 받고 한약을 드시는 것과는 전혀 다릅니다.

이상, 한약을 먹으면 살이 찐다는 오해에 대해 알아보았습니다.
건강을 회복하고 싶은데, 살이 찔까 봐 한약을 못 먹겠다는 걱정, 이제는 안심하셔도 좋습니다.

한약에 대한 오해와 진실 2
「한약 먹고 설사해요」

한의원에 오는 환자분들 중에, 한약을 처방할 필요가 있어 설명하다 보면, "전에 한약 먹었더니, 설사하고 배가 아팠어요. 저는 한약이 안 맞는 것 같아요."라고 말하는 분이 뜻밖에 많습니다. 한약을 먹다가 배가 아프거나 설사하는 것, 과연 몸에 안 맞아서 그런 걸까요?

건강에 대해 관심이 많은 분이 '명현'이라고 하는 반응을 들어보신 적이 있을 겁니다. 약이나 어떤 요법이 효과를 낼 때, 마치 부작용처럼 보이는 몸의 변화 과정이 나타나는 경우에 명현 반응이라고 부르는데, 그렇다면 어떤 것이 명현 반응이고, 어떤 것이 부작용일까요?

결론부터 말하자면, 다소간 불편한 증상일지라도, 의사가 의도한 반응이면 당연히 명현 반응이고, 그렇지 않더라도 병의 원인이라 볼 수 있는 병독이 변하거나 병의 부위가 달라진다면 명현 반응이라고 볼 수 있습니다.

한의학에는 한(汗)·토(吐)·하(下)라고 부르는 세 가지 대표적인 치료 방법이 있습니다. 이것은 토하고, 땀을 내고, 설사하는 방법으로, 우리 몸의 배설 과정을 의미합니다. 한의학에서는 우리 몸이 병들면 담음, 어혈, 종농, 객담 등의 병원체를 배출할 필요가 있을 때가 생긴다고 보고, 이것을 위에 말한 한토하 삼법을 통해 구체적으로 실행했습니다.

제일 쉽게 경험할 수 있는 것이 한약 감기약을 복용하고 땀을 흘리면 병이 걸리는 게 낫는 과정입니다. 감기는 호흡기와 피부 감염을 통해 독소가 인체를 침범한 것이므로, 가장 빠르고 쉬운 배출 통로인 땀구멍을 통해서 독소(한의학에서는 사기(邪氣)라고 부릅니다)를 제거하여 건강을 회복하는 것입니다.

과학적인 관점으로 보자면, 한약 감기약 성분에는 혈관을 확장하여 혈류를 증가시키고, 면역력을 높이며, 호흡기를 확장시키고, 가래 배출을 용이하게 하는 등의 기능이 있지만, 전통적인 한의학적 관점에서는 땀을 흘리는 과정을 통해 사기를 배출하는 것이 감기를 치료하는 방법입니다.

토하는 방법은 가래를 배출하거나, 소화기의 비정상적인 경련을 치료하거나, 미주 신경 등의 불안정을 치료하는 방법으로 쓰였으나, 현재는 식도 소화기의 손상 등을 우려하여 많이 쓰이지는 않습니다.

하법 즉, 설사하는 방법은 현재에도 다양하고 폭넓게 사용되는 해독의 기술입니다. 서양 대체 의학인 거슨 요법의 커피 관장을 비롯해 현재 유행하고 있는 레몬 디톡스나 담즙 배설 유도제, 황산마그네슘 등은 모두 설사를 통해 해독하려는 기법이라고 볼 수 있습니다. 대변은 인체 내에 생긴 변성 단백질과 기초 대사 물질의 가장 유력한 배출 통로이기 때문입니다.

우리는 대변을 통해 위 장관의 기능뿐만 아니라, 담즙 등 소화 효소의 문제, 신체의 수분 재흡수 정도, 골반 및 하복부 근육 기능까지 폭넓은 정보를 얻을 수 있습니다. 거꾸로, 체내의 독소를 배출시키거나 기능 회복을 돕기 위해서 대변과 배변 기능을 이용하는 것은 매우 유용한 방법이 됩니다.

21세기 현대 사회는 영양 과잉의 시대라 불립니다.

비타민이 모자란다고 하면, 복합 비타민제를 복용하고 과거에는 구경조차 힘들던 과일들을 수시로 먹습니다. 칼슘이 부족하다고 하면, 칼슘제와 우유를 추가합니다. 농경 시대에는 언감생심이었던 고기는 며칠이 멀다 하고 식탁에 오릅니다. 그뿐만 아니라, 환경 호르몬이나 유전자 변형에서 벗어날 수 없는 각종 가공식품과 음료수를 거의 매일 먹고 마십니다. 물론 아직도 경제적인 이유나 다른 이유로 영양 섭취에 문제가 있는 사람도 있지만, 기본적으로 영양실조보다는 영양 과잉과 비만을 걱정하는 시대가 도래했습니다.

한의학에서 보법 즉, 보양이 발달하던 시기는 현대와 비교하자면, 먹을 것이 그리 풍부한 시대는 아니었습니다. 지역에 따라 부족한 음식이나 영양소도 뚜렷한 환경에서 약을 통해 신체의 균형을 잡아 주던 방식의 보법이 주목을 받을 수 있던 시대입니다. 인삼이나 숙지황 등의 보약을 중심으로 한 보법이 중요한 위치를 차지할 수 있던 이유죠.

현재 우리는 인삼 음료를 마음만 먹으면 매일 마실 수 있고, 매일 고기를 먹을 수 있는 시대에 살고 있습니다. 비만과 고혈압, 당뇨를 걱정하는 현대에는 잉여의 영양분과 에너지, 환경 독소를 잘 배출시키는 것이 무엇보다 중요한 과제입니다. 배설의 시대, 해독의 시대라고 해도 과언이 아니지요.

그래서 한약을 통해 설사나 배변을 유도하여 그로 인한 대사 안정을 얻는 것은 병을 치료하는 좋은 방법으로 볼 수 있고, 명현으로 인정해야 하는 경우가 많습니다.

물론 한약을 먹고 설사하는 것이 항상 명현을 의미하는 것은 아닙니다. 이것은 어디까지나 한의사의 판단으로 유도된 증상이거나, 특정 약재의 명현 반응이거나, 병이 치료되는 과정에서 증상과 병의 양상이 바뀌는 경우를 말하는 것입니다.

한약을 먹고 배가 아프고, 설사가 나는 것을 포함한 다양한 불편감이나 증상은 명현일 가능성이 크므로, 불안해하지 말고 한의사에게 다시 한번 정확한 진단과 설명을 들으면 되는 것입니다.

침 치료가
궁금해요!

우리 주변에서 쉽게 찾을 수 있는 한의원. 한의원에서 치료를 받아보신 분들이라면, 대부분 침 치료를 경험하셨을 겁니다. 한의학에는 침 외에도 뜸, 부항, 추나, 약침, 매선, 침도 등 다양한 치료법이 존재하지만, 일상적인 질환에서 가장 많이, 대중적으로 시행되는 치료법은 아무래도 침 치료라고 할 수 있습니다.

발목을 삐었을 때, 물건을 들다가 허리가 아플 때, 혹은 식사 후 체해서 복통으로 한참을 고생할 때 등 다양한 증상과 원인에도 불구하고, 대부분의 경우 적용 가능한 매력적인 침 치료법. 여러분은 얼마나 알고 계신가요?

침을 놓을 때 받는 질문은, "침이 어떤 효과가 있나요?", "왜 그 부위에 침을 놓나요?", "매일 침을 맞으면 몸에 안 좋나요?", "침을 몇 개 맞나요?", "침을 맞았는데 멍이 들었어요. 문제는 없나요?" 등 꽤 다양한 편입니다. 그럴 때마다 느끼는 건, 많은 사람이 한의원을 찾고, 치료를 받고, 한의학이 독자적으로 진료 체계를 갖고 있다고 생각하는 경우에도 실제로 침이나 한의학에 대해 모르는 것이 많다는 점입니다.

전통적인 한의학 용어는 좀 생소할 수 있으니, 현대 의학적인 관점에서 밝힌 침의 효과와 기전을 먼저 알아볼까요?

침 치료는 진통 작용, 염증 억제 작용, 내분비 조절 작용, 자율 신경계 조절 작용, 면역 기능의 강화 작용 등 다양한 효과가 있는 것으로 알려졌습니다. 이런 다양한 효과를 낼 수 있는 기전은 아직 정확하게 다 밝혀지지 않았으나 유력한 가설로 관문 조절 이론(Gate control theory), 내장 체표 반사 이론(Viscera-cutanous reflex theory), 그리고 면역 물질 분비를 통한 항염증 작용 등이 있습니다. 관문 조절 이론은 신경 세포가 통증을 전달하는 과정에 침 자극이 개입하여 진통 작용을 한다는 것이 주된 관점이고, 내장 체표 반사 이론은 체표의 자율 신경계를 자극하여 자율 신경계가 내장의 분비와 운동을 조절한다는 내용입니다. 면역 물질을 통한 항염증 작용은 최근 《네이처》에 게재된 침의 효과 관련 논문에서 밝힌 기전으로, 침 자극을 통해 면역 물질이 분비되어 염증을 억제하고, 통증을 감소시키는 등의 제반 기능을 수행한다는 이론입니다.

위에서 보듯이 침의 작용 기전은 아직 현대 의학적으로 정확히 밝혀지지 않았으나, 그 효과만은 많은 임상 논문과 연구를 통해 입증되고 있으며, 최근에는 fMRI 영상을 통해 침 치료의 효과를 과학적으로 입증하는 연구도 활발하게 이루어지고 있습니다. 미국의 NCCAM, NIH 등에서도 매년 천문학적인 연구비를 투입하여 침 치료에 대해 연구하고 있으니, 조만간 침의 효과와 작용 기전이 분명하게 밝혀지고 의료 영역을 더 넓혀 갈 것으로 기대됩니다.

그럼 다시 돌아와서, 치료실에서 우리가 흔히 접하게 되는 침에 대한 궁금증을 풀어 보죠.

침을 맞아 보신 분들이라면, 발목을 삐어서 한의원에 갔을 때 삔 발목에만 침을 맞는 것이 아니라 다치지 않은 반대쪽 발목에 침을 맞거나 혹은 전혀 상관이 없어 보이는 손에 침을 맞아 보셨을 겁니다. 허리가 아픈 환자에게 복부나 다리에 침을 놓거나, 심지어 인중에 침을 놓는 경우도 있죠. 이것은 한의학에서 원위취혈이라고 하는 치료 방법입니다. 아픈 곳에서 멀리 떨어진 부위에 침 자극을 함으로써 경락을 자극하여 치료 효과를 더 좋게 하거나, 실제 통증 부위와 다소 떨어져 있지만, 근육이나 신경 지배가 연결된 부위를 자극하여 치료 효과를 높이는 방법입니다.

때로는 증상에 따라 특효 혈 자리가 알려진 경우도 있습니다. 대표적으로 소화가 안 될 때, 손발에 침을 맞는 경우를 예로 들 수 있겠

277

죠. 물론 근골격계 질환에서도 침을 운용하는 방식에 따라 통증 부위에 놓는 경우, 먼 부위에 놓는 경우, 두 가지 방식을 같이 사용하는 경우 등 다양하게 치료를 진행할 수 있습니다.

침을 매일 맞으면 안 좋으냐고 물어보시는 경우도 많은데, 침을 자주 맞는 것이 몸에 어떤 해로운 작용을 나타낸다고 나와 있지는 않습니다. 다만, 만성적인 질환을 앓고 있거나, 체력이 많이 떨어진 환자, 고령인 환자의 경우 침을 자주 혹은 너무 많이 맞으면 혈액 순환이 과하게 항진되거나 면역 반응이 강해져서 어지럼증을 느끼거나 피로감, 혹은 몸살 형태의 반응을 나타낼 수 있습니다. 침 치료는 신체의 자연 치유력을 이용하는 부분이 크기 때문에 치료와 휴식을 적절히 병행하는 것이 치료 효과 면에서 더욱 효율적일 때가 있습니다. 이 부분은 증상과 개개인의 체력 상태에 따라 달라지므로, 진료의와 잘 상담하시는 것이 좋습니다.

침의 개수와 침 치료를 하는 부위는 진료의마다 침을 운용하는 방식이 달라서 일률적이지는 않습니다. 체력과 강한 자극을 고려하여 침의 개수는 적게 하는 경우도 있고, 환부에 얕게 자침하면서 침 개수 자체를 많이 하는 경우도 있는 등 증상과 치료 방식, 치료 기간에 따라 차이가 날 수 있습니다. 그런 면에서 침을 아프게 또는 안 아프게 놓는 것도 마찬가지로 상황에 따라 다르다고 할 수 있습니다. 침 치료가 아파서 싫다고 생각하시는 분들은 미리 잘 의논해서 치료 방식을 다르게 할 수도 있으니, 선입견 때문에 무조건 피하실 필요는 없겠죠?

침을 맞다가 멍이 드는 경우가 종종 있고, 침을 맞을 때 찌릿하는 느낌이 드는 경우가 생길 수 있습니다. 멍이 드는 것은 침이 들어가는 과정에서 모세 혈관이 다소 손상되어 피하 출혈이 생긴 것으로, 별 무리 없이 체내 흡수가 될 뿐 아니라 이 과정에서 면역 물질 분비가 활성화하기도 하므로 걱정하지 않아도 됩니다. 찌릿한 느낌은 대개 침이 지나가는 근처에 말초 신경이 가까이 있는 경우라고 볼 수 있는데, 이 또한 일시적인 신경의 흥분 이후에는 곧 안정되는 경우가 대부분입니다. 드물게 침을 맞고 있다가 어지럽거나 호흡이 가쁜 경우가 있는데, 이는 침훈이라 불리는 것으로, 대부분 자율 신경이 흥분해서 나타나며 이완된 상태로 안정을 취하면 금방 가라앉는 증상입니다.

침을 맞을 때 조심해야 할 것은, 드물지만 감염이 생기는 경우입니다. 침구 치료 전후에 소독을 잘하고, 치료 이후 과도한 운동이나 음주, 치료 직후 목욕 등에 주의하면 충분히 예방할 수 있지만, 면역력이 지나치게 떨어져 있거나 지병이 있는 경우 미리 진료의에게 알려 주시면 더욱 안전하게 치료받으실 수 있습니다.

침 치료에 대한 궁금증이 이외에도 많으시겠지만, 한 가지 더 알아두셔야 할 것은, 침 치료가 한의학 전부는 아니라는 점입니다. 모든 증상이 침으로 해결되는 것은 아니니까요. 증상에 따라 침으로는 쉽고 빠르게 치료하기 힘들어, 한약이나 추나, 뜸, 부항 등을 위주로 치료해야 하는 경우도 얼마든지 있습니다. 그럴 때는 증상과 개인의 상황에 맞추어 적절한 치료를 받는 것이 가장 중요하다고 하겠습니다.

이제 침도 알고 맞을 수 있겠죠?

무릎에서
소리가 나요

한의원에서 근골격계 치료를 하다가 흔히 받는 문의 중의 하나가 무릎에서 소리가 난다는 것입니다. 특별히 과격한 행동을 하는 것이 아니라, 계단을 오르거나 내려갈 때, 또는 앉았다가 일어설 때 무릎에서 두둑 혹은 탁 하는 소리가 들린다는 것이죠. 때로는 심각한 표정으로 무릎에 소리가 나는 것이 관절염은 아닌지, 장기간 치료를 해야 하는 무서운 질환은 아닌지를 물어보시는 경우가 종종 있습니다.

무릎에서 소리가 나는 것은 관절 속의 음압(일종의 진공 상태) 때문인데, 관절을 비정상적인 위치로 움직일 때 관절 속에 일시적으로 음압이 생겨 기포가 형성됐다가 이것이 터지면서 소리가 나는 것입니다. 무릎에서만 나는 것은 아니고, 어린 시절 흔히 하는 장난처럼 손가락마다나 다른 관절에서도 나타날 수 있는 현상이죠. 따라서 무릎에서 소리가 난다고 해서 모두 관절 질환은 아니며 대부분 일시적인 현상으로 끝나는 경우가 많습니다.

그러나 소리와 함께 통증이 있을 때는 얘기가 달라집니다.

연골 연화증, 연골판 파열, 추벽 증후군 같은 관절 질환은 초기에 둔탁한 소리와 함께 통증이 동반되는 대표적인 질환입니다. 무릎에서 소리가 날 경우, 통상적으로 10명 중 8명은 이상이 없지만, 2명 정도는 무릎 관절염 등 질환이 있다는 연구 결과가 있습니다.

무릎에서 거칠고 둔탁한 소리를 유발하는 흔한 질환은 연골 연화증입니다. 연골 연화증은 무릎 슬개골 밑에 있는 연골이 물렁물렁해지고 탄력이 없어지는 상태를 말합니다. 원래 이 연골은 무릎에 가해지는 충격을 흡수하고 분산하는 기능을 하는데, 연골이 연약해지면 표면이 게살처럼 일어나거나 심하면 갈라지게 됩니다. 무릎을 구부렸다 펼 때마다 '두둑' 소리가 나고, 장시간 무릎을 구부리고 앉아 있다가 갑자기 일어나면 무릎이 굳는 느낌과 함께 통증이 나타납니다. 흔히 젊은 여성에게 많이 나타나는데 무리한 다이어트, 출산 후 급격한 체중 증가가 원인인 경우가 많습니다. 물론 무릎에 부담을 줄 수 있는 하이힐 등의 신발 역시 유력한 원인으로 보입니다.

초기에는 충분한 휴식과 운동 요법으로도 치료할 수 있는데요, 증상이 진행된 경우, 병원에서는 관절 내시경을 통해 찢어지고 손상된 연골을 다듬는 연골 성형술을 통해 자기 연골과 관절을 보존하고, 2

차 퇴행성 관절염으로 발전하는 것을 막습니다.

하지만 손상이 많지 않고, 관절염으로 걸릴 가능성이 크지 않을 때는 한의원에서 침과 뜸 시술을 통해 통증을 조절하고 한약 처방을 통해 염증을 예방할 수 있습니다.

단순히 '두둑' 하는 소리가 아니라 '덜커덕' 하고 뭔가 걸리는 소리가 난다면 '반월상 연골판 손상'을 의심할 수 있습니다. 반월상 연골판은 무릎 관절 안쪽과 바깥쪽에 반달 모양으로 한 쌍의 구조로 이루어져 무릎 관절에 가해지는 충격을 흡수하는 쿠션 역할을 합니다. 반월상 연골판이 손상되면 소리와 함께 갑자기 무릎이 힘없이 풀리거나 무릎을 틀 때 심한 통증이 나타납니다. 한번 찢어진 연골판은 재생되지 않고 계속해서 찢어지므로 무릎에서 걸리는 소리와 함께 통증을 느꼈다면 병원을 찾아 조기에 진단을 받는 것이 도움될 수 있습니다.

연골판 손상 범위가 넓지 않으면 관절 내시경을 이용한 봉합술만으로 치료할 수 있지만, 50% 이상 광범위하게 손상되면 봉합 치료만으로는 관절 기능을 되살리기 힘들기에 '연골판 이식술'을 해야 할 수도 있습니다.

반월상 연골판은 주로 스포츠 등의 급격한 자극으로 파열되는 경우가 많은데, 만성적인 무릎 문제로 반월상 연골판에 다소간 손상이 생겼다면 오히려 비수술 요법이 더 도움이 될 수 있습니다. 그 이유는 수술하는 과정에서 조직 손상이 생기고, 수술 후 재활 기간도 길게 소요되며, 간혹 수술 이후에도 통증이 지속될 수 있기 때문입니다.

이런 경우에는 정확히 진단한 후에 한의학적으로, 침 치료 등을 통해 통증을 진정시키고, 매선이나 약침, 뜸을 이용하여 무릎 관절 주변 조직을 강화하여 반월상 연골판에 가해지는 자극을 감소시키는 등의 치료를 시행하는 것이 좋습니다. 연골 조직은 재생이 잘되지는 않으나 한약 처방을 통해 손상 부위 염증을 예방하고, 주변 조직을 강화하는 것도 도움이 됩니다.

격렬한 스포츠를 즐기는 20~30대에서 나타나는 '추벽 증후군'의 대표적인 증세도 '우두둑' 하는 무릎 소음과 통증입니다.

추벽이란 태아 때 형성되는 무릎 속의 부드럽고 얇은 막으로, 대부분 생후 6개월 정도가 되면 사라지는데, 3명 중 1명 정도는 남아서 문제를 일으킬 수 있습니다. 무릎을 많이 사용하거나, 갑작스러운 운동이나 무게 압박과 자극을 받은 경우, 관절염이 진행되는 경우에도 추벽이 두꺼워지거나 부어오르면서 연골을 손상시키게 되는데, 이때 반복적인 운동을 무리하게 계속하면 비정상적으로 자란 추벽이 관절 주변 조직을 찌르면서 삐걱거리는 소리와 함께 붓고 심한 통증이 나타납니다.

추벽 증후군은 연골 연화증을 동반하는 경우도 있기 때문에, 진단을 정확히 받아야 합니다. 치료를 위해서는 무리한 운동을 피하고, 수영이나 실제 자전거 타기 등을 통해 근력을 높이도록 하고, 쪼그려 앉거나 양반다리를 하는 대신, 의자에 앉는 생활 습관을 갖는 것이 좋습니다. 때에 따라 소염제를 함께 처방하기도 하며, 증상이 심하면 관절 내시경을 통해 추벽을 잘라내는 '추벽 절제술'을 시행하기도 합니다.

무릎에서 소리가 난다고 걱정할 일은 아닙니다. 확률적으로 일시적인 증상일 가능성이 훨씬 크니까요. 다만 무릎 관절이 덜커덕거리거나 뚝뚝 끊어지는 듯한 느낌의 소리가 지속되면서 붓기나 통증이 동반된다면 정확하게 진단을 받고 치료를 받는 것이 좋습니다. 초기에 치료를 시작하면, 수술 대신 한의학 치료를 통해 무릎 관절을 튼튼하게 하고, 관절염을 예방할 수 있으니, 걱정하시지 말고 한의원에 가셔서 물어보세요.

"무릎에서 소리가 나요~" 하고요.

다이어트!
그런데 뱃살은 왜 안 빠지나요?

다이어트를 하시려는 분 중에, 뱃살은 어떻게 빼야 하느냐, 왜 안 빠지느냐 하고 물어보시는 분들이 많습니다. 헬스장에 가서 뱃살 빼는 운동은 뭐가 있느냐고 물어봐도 솔직히 뱃살만 빼는 운동은 없다, 이렇게 얘기하죠. 나잇살이라며 포기하라는 얘기부터, 건강에 해로운 복부 지방이라서 빼야 한다는 얘기까지, 여러 가지 설이 분분한 뱃살, 왜 쌓이고, 왜 안 빠질까요?

뱃살이 찌는 이유를 알려면, 림프액이라고 하는 것부터 알아야 합니다. 림프액의 면역 작용이나, 생성 과정은 복잡하니까, 여기서는 뱃살과 관련해서만 보겠습니다.

우리 몸에서 림프액이 특별히 많이 생기는 곳이 소장입니다. 작은창자라고도 하죠. 소장은 우리 몸에서 소화와 흡수를 맡은 엄청나게 중요하고 큰 장기죠. 우리 몸에 들어온 음식물이 가끔 독소로 작용할 수도 있기 때문에 면역을 담당하는 림프가 굉장히 발달해 있어요. 그리고 소장에서 흡수한 영양소 중에서 특히 지방 성분을 림프액이 운반합니다. 소장에서 흡수한 지방은 림프액에 녹아서 간으로 운반되는데, 이쯤 되면 눈치를 채셨죠?

네, 소장에서 문제가 생기면 뱃살이 찌는 겁니다. 소장에서 소화 흡수하는 과정에서 잦은 염증이 반복되면 림프액이 증가하게 되겠죠? 복부에 림프액이 증가하게 되면, 혈액과 림프의 순환에 장애가 생겨서, 국소 부위 체온도 떨어지고, 에너지 대사가 나빠져서 살이 찌기 쉬운 상황이 되죠. 거기다가 림프액에는 지방 성분이 많기 때문에 림프액이 고여 있는 자체로 금세 지방이 자리를 잡게 됩니다. 그래서 복부 지방이 소장 주변에 끼게 되면, 뱃살이 되는 거죠.

사실 복부 지방이 장에 문제를 일으킨다기보다, 장에 문제가 생기면 복부 지방이 생기고 뱃살이 찐다고 보는 것이 맞습니다. 그래서 뱃살을 빼려면, 운동보다 먹는 양을 줄여라, 특히 탄수화물을 줄여라, 이렇게 얘기하는 겁니다. 소장의 부담을 덜어 주기 위해서 말이죠. 곡류는 특히 소장에 머무는 시간도 길거든요.

물론, 뱃살이 찐 사람들이 모두 이런 문제를 안고 있는 건 아닙니다. 심한 과체중, 비만인 사람, 전신에 골고루 살이 붙은 사람은 배가 나왔다고 해도 소화기 문제를 고려할 필요가 없을 때도 있죠. 다만, 허벅지나 엉덩이에도 별로 살이 없는데, 유독 뱃살만 찌는 사람이나 나이가 들고, 장이 약해지면서 아랫배가 나오는 사람들의 경우에는 운동이나 단순 다이어트로는 뱃살을 빼기 힘들 수도 있다는 겁니다. 물론 운동을 오래 하면, 장이 튼튼해지고, 림프 순환도 좋아질 수 있지만, 더 빠르고, 효과적인 방법은 장을 튼튼하게 하고, 독소를 배출하는 치료를 하는 것입니다.

뱃살만 찐다, 하는 분들은 한약을 드시고, 장을 치료하세요.

어혈이
뭐죠?

무심코 걸어가다가 또는 움직이다가 책상다리나 계단 같은 딱딱한 부위에 정강이를 부딪쳐 본 경험 있으신가요? 살짝 부딪친 경우에는 조금 붓고, 멍이 들거나, 만지면 아픈 정도의 증상이 나타나서, 시간이 지나면 차차 낫습니다. 하지만 심하게 부딪친 경우에는 멍도 심하고, 많이 부으면서, 부은 부위가 딱딱해지는 걸 볼 수 있습니다. 이렇게 딱딱해진 부위는 일반적인 타박상에 비해 오랫동안 풀어지지 않고, 통증이나 불편감을 유발하기도 하죠. 그럼, 이런 증상은 구체적으로 어떤 것인지 알아볼까요?

교통사고를 당하면 어혈을 풀어야 한다, 발목을 삐면 어혈을 풀어야 한다, 어딘가 부딪쳐서 타박상을 당하면 어혈을 풀어야 한다, 이런 말들 여기저기서 들어보셨을 겁니다. 한의학에서 얘기하는 어혈은 사실 상당히 넓은 범위의 증상을 통칭해서 표현할 때가 많아서 그냥 들으면 '이거저거 오만가지 증상을 다 어혈이라고 하는 것 같은데?' 이런 생각이 들 수도 있습니다. 그래서 한번 짚어 보겠습니다.

아까 타박상을 당한 후에 살이 딱딱하게 굳는 증상에 관해 얘기했죠? 이 증상은 근육에 상처가 생겨서, 이걸 회복시키는 과정에서 근육이 아니라, 상처 재생 조직이 발달해 버린 겁니다. 어렵게 얘기하면, 재생 과정에서 근육 조직을 일시적으로 결합 조직이 대체한 상황이고, 쉽게 얘기하면, 근육에 딱지가 생긴 상황이라고 보면 됩니다. 요 딱지 같은 조직은, 단백질을 원료로 해서 만들어진 섬유질 성분인데, 이런 것을 한의학에서는 타박 이후에 생긴 어혈의 한 범위로 보고 있습니다. 이럴 때 쓰는 어혈약은, 변성된 단백질을 제거하고, 정상적인 근육 조직이 재생되도록 도와주는 역할을 합니다. 습부항이라고 해서, 피를 빼는 것도 해당 부위에 염증 반응을 다시 일으키고, 혈액을 빠르게 집중시켜서, 이런 과정을 빨리 일어나게 하는 역할을 해 줍니다.

이처럼 어혈은 부딪치거나 다쳐서 손상이 생겼을 때, 조직이 정상적으로 재생되지 않고 이상 조직이 생긴 것을 의미합니다. 이제 위에서 언급한 것들이 어혈의 한 부분이라는 점 아시겠죠?

날씨가 흐리거나 비가 오면 아파요
「날씨와 통증의 관계」

날씨가 흐리거나 비가 오는 날에는 관절이 아프거나, 두통이 생기거나, 컨디션이 나쁘다고 하는 분들이 많이 있습니다. 특히 할머니들 중에 날씨를 귀신같이 맞춘다 하는 분들도 많으신데요, 날씨와 통증은 어떤 관계가 있는 걸까요?

날씨가 흐리거나, 비가 오는 상황은 기본적으로 저기압 상태입니다. 우리 몸의 귀 안쪽에는 기압을 체크하는 기관이 있는데, 날씨가 저기압이 되면 교감 신경계라고 부르는 자율 신경을 흥분시킵니다. 교감 신경계는 우리 몸을 지키기 위해, 위험 상황에서 전투하거나 도망칠 수 있게 긴장을 시키는 신경이라고 보면 됩니다. 저기압이 되거나 기압이 급격하게 변하면, 위험한 상황이라고 판단해서 교감 신경이 흥분하게 됩니다.

교감 신경은 통증을 느끼는 신경과는 다른 신경이라서, 교감 신경이 흥분한다고 바로 통증이 생기는 것은 아니고, 신경에 손상이 생겼거나 염증이 오래되었을 때 통증을 느끼게 됩니다. 이런 경우에는 통증을 느끼는 신경의 정류장 같은 부위에 엉뚱하게 교감 신경이 영향을 주게 되죠. 그래서 날씨가 흐리거나 비가 오면 교감 신경이 흥분하고, 교감 신경의 흥분을 통증 신경이 받아들여서 관절이나 특정 부위에 통증이 생기게 됩니다.

그런데 한 가지 이유만으로 통증이 생기는 것은 아닙니다. 날씨가 흐리고, 습도가 높아지면, 우리 몸은 땀이나 수분 배출을 쉽게 못 하게 됩니다. 그리고 기압이 낮아지면, 기존 압력에 적응했던 조직들이 다소 부풀면서, 전체적으로 부종이 생깁니다. 몸에 수분이 쌓이고, 부종이 생기면 순환 장애가 생기고, 컨디션이 저하되며, 염증이 생겨서 통증을 유발하기 쉬워집니다.

마지막으로, 흐린 날씨는 우리 몸의 천연 진통 성분의 분비를 저해시킵니다. 행복 호르몬이라고도 부르는 세로토닌은 뇌에서 분비하는 진통제 같은 물질인데, 햇빛을 통해서 만들어지고 분비됩니다. 그래서 흐린 날씨에는 감정적으로 우울해지기 쉽고, 아픔을 참기도 힘들어지는 거죠.

이상의 여러 가지 이유로, 흐리고 비가 내리는 날씨에 우리는 컨디선이 나빠지고, 우울해지고, 통증을 느끼게 됩니다. 그러니 비만 오면 안 좋다 싶으신 분들은 가볍게 땀을 내서 부종을 조절하고, 교감 신경이 흥분하지 않도록 기분 좋게 이완된 상태를 만들어 주는 것이 도움됩니다. 물론 통증이 심하거나 기분이 조절되지 않는다면, 한의원에서 치료를 받으시는 것이 가장 좋다는 점, 기억하세요~

가을 겨울이 되면
비염이 심해지는 이유는 뭘까요?

가을이 시작되면서 날씨가 쌀쌀해지면 비염 증상이 심해지는 사람들이 많습니다. 아침마다 재채기와 눈 가려움증이 생기고, 맑은 콧물이 줄줄 흐르는 알레르기성 비염부터, 코안이 꽉 막혀서 숨쉬기 답답한 비후성 비염, 아데노이드 부종, 혈관 운동성 비염, 부비동염까지 대부분의 비염 증상은 가을 겨울에 심해지는데요, 그 이유는 뭘까요?

코는 우리 몸에 공기를 공급하는 통로입니다. 단순히 공기를 통과시키기만 하는 것이 아니라, 체온에 가깝게 공기를 데우고, 공기 중에 있는 이물질과 세균이 우리 몸 깊이 들어가는 것을 차단하는 역할을 하죠. 공기를 데우기 위해서 작은 혈관이 복잡하게 꽉 들어찬 부위가 있어서, 코피가 잘 나게 되고요, 이물질과 세균을 처리하는 과정에서 비염이 잘 생기게 됩니다.

코에 들어온 이물질과 세균은 코털과 점막에 의해서 일단 걸러지게 되는데, 이 기능이 잘 작동하기 위해서는 콧속이 항상 촉촉한 상태를 유지해야 합니다. 그런데 가을 겨울이 되면 온도가 내려갈 뿐만 아니라, 습도가 많이 떨어져서 콧속이 건조해지게 됩니다. 콧속이 건조해지면, 세균과 이물질을 제거하는 데 어려움을 겪게 되고, 이때 코안에서 문제가 생기면 비염이 되고, 코를 넘어가면 아데노이드의 문제, 편도의 문제, 기관지의 문제로까지 갈 수 있습니다. 그뿐만 아니라, 공기 온도가 내려가면, 콧속 온도도 내려가게 되고, 혈액 순환 장애가 생기게 됩니다. 혈액 순환 장애가 생기면, 면역력이 떨어지고, 염증을 잘 처리하기가 힘들어지죠. 이것 또한 비염의 원인이 됩니다.

정리하자면, 가을 겨울이 되면 공기가 건조해지고 기온이 낮아지므로 비염도 심해지는 것입니다. 이때 비염을 완화할 가장 좋은 방법은 공기 중의 습도를 좀 높게 유지하고, 혈액 순환을 개선하고, 면역력을 높이는 것입니다. 비염, 어렵지만 치료할 수 있습니다. 한의원에 방문하시거나 상담을 받아 보시길 바랍니다.

한의사들이 읽어주는 한의학

초판 1쇄 인쇄 2018년 03월 22일
초판 3쇄 발행 2018년 12월 27일
지은이 장영희·한석배·한진수·김효태·최원근
　　　　이병주·남지영·권기창·김제명·허지영

펴낸이 김양수
편집·디자인 이정은
교정교열 장하나

펴낸곳 도서출판 맑은샘
출판등록 제2012-000035
주소 경기도 고양시 일산서구 중앙로 1456(주엽동) 서현프라자 604호
전화 031) 906-5006
팩스 031) 906-5079
홈페이지 www.booksam.kr
블로그 http://blog.naver.com/okbook1234
페이스북 https://www.facebook.com/booksam.co.kr
이메일 okbook1234@naver.com

ISBN 979-11-5778-273-4 (03510)